I0106340

www.ingramcontent.com/pod-product-compliance
Lightning Source LLC
Chambersburg PA
CBHW032054040426
42335CB00037B/709
9781945352133

『サバイバー、がんと共に生きる』

キャズ・カワゾエ

目次

1章　サバイバー、がんと共に生きる

２０２０年、新春。親しい友達を数人招待して、自宅で小さい集まりを開いた。

その時に、お友達が「これを見つけた時、絶対にキャズさんにあげなくちゃって思って、買ったの！」と、薄いピンクで、英語で『Survivor（サバイバー／生存者）』と書かれたマグカップをくれた。

２００８年に、３期の乳がんを患い、両胸の切除手術、８回のキモセラピーを３週間おきに受け（４ヶ月間）、６週間、毎日の放射線治療などを受け、５年間のホルモン治療をしたのち、寛解。２０１３年以来、現在まで、乳がんの検診には行っていない。そして、やっと「がん治療」とはおさらばねっと思った翌年…。

２０１４年には眼内悪性リンパ腫という、とても珍しい病気を患い、なんと1年ほどの間に、眼球に１００本近くの注射によるキモセラピーを受けて、完治。はんぱじゃない痛みを超えての闘病だった。なんたって、目玉に注射です。それも、毎週、何本も…。

そしてホッとしたのも束の間。２０１５年には４期の脳悪性リンパ腫と診断され、右半身が不随となり、片目を失明、自分で歩くことも話すこともままならなくなり、その後、肺炎、脳梗塞、心臓発作、腎不全、潰瘍による内出血と、痙攣発作を起こし、自己呼吸もできず、多臓器不全になり、人工呼吸器に支えられ、８日間もＩＣＵ（集中治療室）で意識不明の危篤状態。

そして長いこと血流が悪かったので、身体が腐り始めて、手足が壊死してしまい、のちに切断（右手の親指と、左足の小指と薬指）。

身体が不自由になったけれど、それでも２０１６年には社会復帰した私は、確かにサバイバー。

サバイバー（生存者）という言葉を、あまり意識をしたことはなかったので、照れ臭かったけれど、お友達がプレゼントしてくれたマグカップ、喜んでいただいた。


思い返せば、過去10年以上、次から次へと襲ってくる病魔と向き合いながら、絶対に死んでなるものかと戦ってきた。それは、半端じゃない戦いだった。


特に、多臓器不全で長い危篤状態が続いた時は、後から聞いたのだが、私のプライマリー・ドクター（専門医ではなく、一般的に診てくれる主治医）、日系アメリカ人のウエキ先生は、私の予後が、あまりにも悪そうで、私が『生きることが、果たして本人と家族の為になるのか、わからないほどだった』という。つまり、普通の生活もできず、寝たきり、機械につながれたままで『息をする』ことが、幸せなのかと。

だから、今、この主治医のウエキ先生の他、私の病気に関わって、助けてくださったドクターたち、皆さんに「あなたは奇跡だ、奇跡の人だ」と言われる。そして、特にがんの専門医たちは「私の患者さんには、亡くなっていく人が多いけれど、時たま、あなたのような奇跡の人に会える。だから、やりがいがある、医者として頑張れるんだ」とも言われた。

そして、たくさんの人たちから、私の闘病記は、同じ病に悩む人たちへの支えになるから、本を書いたらいいとか、自分の記録を残すべきだとアドバイスされてきたけれど、実際、２００６年に起業して以来、自分の会社の経営で手一杯、文章を書く余裕なんて、全くなかった。

今の会社を始めるまでは、私は医科系の技術通訳（外に出ての仕事）と、作家業（自宅仕事）がメインの仕事だった。

単行本は１９９５年に講談社からの書き下ろしエッセイ集でデビューして以来、２００４年に最後の単行本を出すまで、13冊が出版された。自分の名前を冠した、エッセイやコラムは多分、５００本以上、連載コラムも２０１３年の末まで持っていた。

でも、もう執筆をしなくなってから、7年以上が経っている。錆びているに違いない。今までは、自分の会社が忙しいため、執筆なんて、とてもできない環境だったけれど、今回、新型コロナウイルスの世界汚染で、突然仕事が中断して、ポッと自宅での自由時間ができた。

突然生まれた『空いた時間』。これは、神さまが私にくれた、書くための時間だと受け止めて、どれくらい書けるかわからないけれど、今回、闘病記を書こうと決めました。

多分、私の人生で、『今』を逃しては、執筆に集中できる時間なんて、きっとないと思うので。

そして、同時に、私の悪性リンパ腫は、また再発しているので、いつ悪化して、またいろいろな自由を奪われるかわからない。

だから、時間が許す限り、一生懸命執筆に精を出したいと思います。この与えられた時間が、自分の歩んできた道を振り返る、とても素晴らしい機会だと思うので。

そして、私の経験が、病気に悩む人や、人生にちょっと疲れた人に、何か勇気や元気を与えられたり、気持ちを切り替えるキッカケになれれば嬉しい限りです。

乳がんに関しては、２０１０年、集英社より『オンナの病気をお話ししましょ。』（井上きみどり著）で、前・後編で漫画化されているので、ここでは、２０１４年、悪性眼内リンパ腫の発症からの闘病を綴りたいと思います。

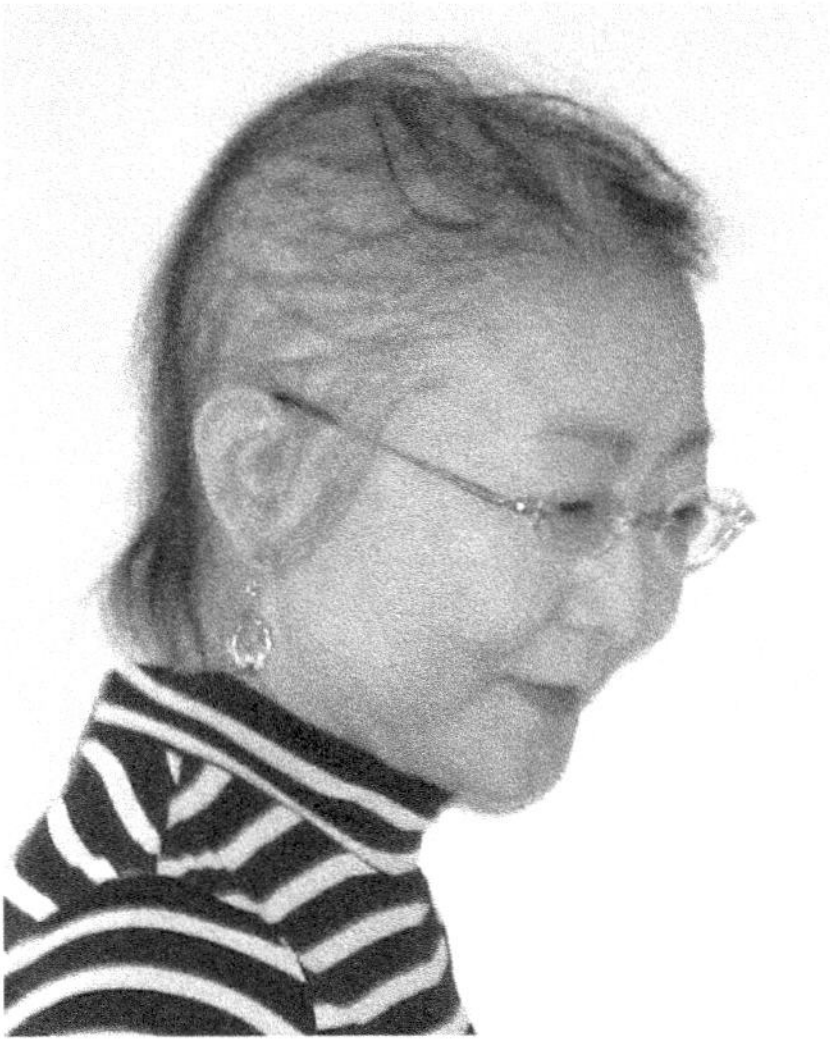

乳がん治療で、抜けていく頭髪と、抜け切った後。
十分、辛かったんだけどね

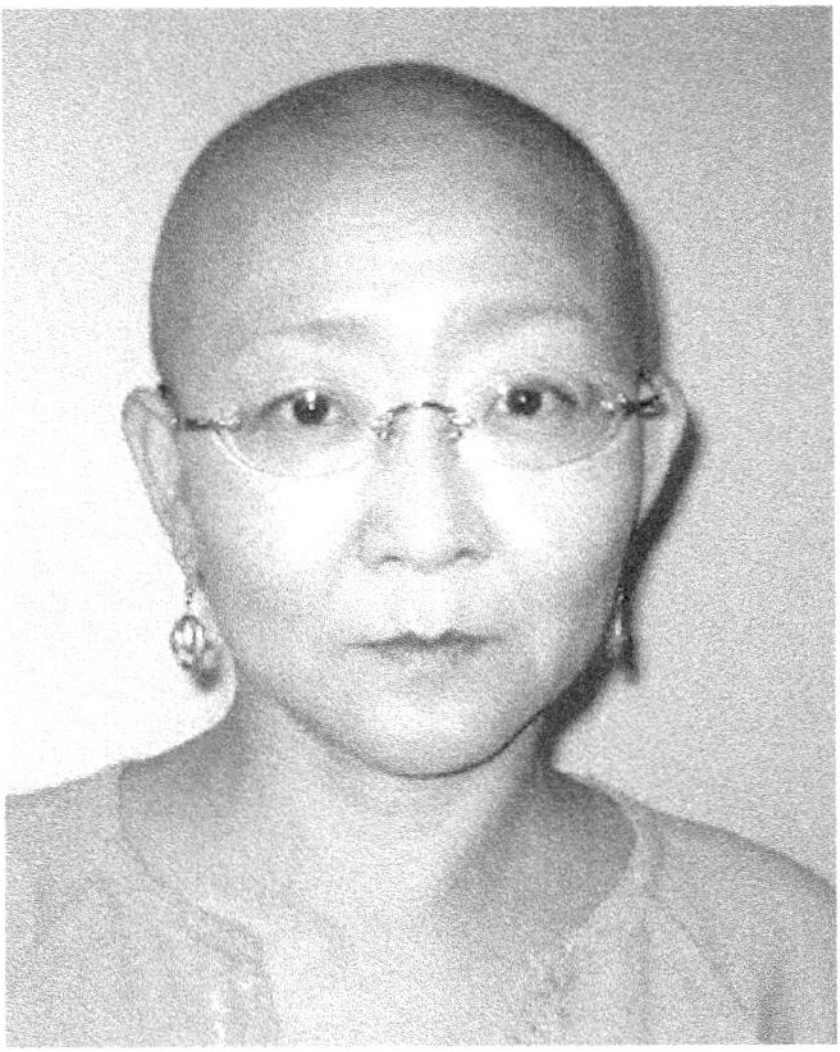

2章　ケー・エー・ジー・タレント（KAZ　Talent）私の会社

私には、二人の子供がいる。上の子が、生後9ヶ月で、2000年度Baby GAPのキャンペーン・モデルとして世界中でポスターになり、当時、まだインターネットが始まったばかりで、日本語で『赤ちゃんモデル、Baby GAP』と検索すると、私のサイトに繋がるくらいで、うんざりするくらい世界中のママさんたちから「どうしたら、うちの子もモデルにできますか?」という質問を受けていた。

私に返事をする義務はないのだけれど、無視すると逆恨みされるしと、結局、私は、子供をモデルにしたいママたちで作る、サークルを作った。

そして、キャスティング・ディレクターに友達もいたので、赤ちゃん募集の情報などを流して、サークル内でオーディションなどに、行かせてあげられるようになっていた。

そのうち、メンバーの中から実際に仕事をゲットする子供なども出てきて、キャスティング・ディレクターの友人から「キャズさんのやっていることは、マネージャーと一緒だから、会社にして、コミッションもらいなよ」とのアドバイスに、下の子が2歳になって、週に2回、プリスクールに通うようになった頃(2006年)、一応タレント・マネージメント事務所の形を作ったのでした。

でも実際に会社がきちんと動き出したのは、2008年末のこと。

当時、私は医科系技術通訳として、第一線でバリバリと仕事をしていたのだけれど、乳がんを患って、手術とキモセラピー、そして放射線治療などで、身体がボロボロになり、体調が衰え、もう外に出て仕事ができなくなったので「これは、自宅でできる仕事にシフトを変えなくちゃ」と、作っておいたタレント事務所の仕事に、本腰を入れ出したのでした。

当時、執筆業も順調でしたが、世の中の人みんながブロガーになって『書いて稼ぐ』のが難しくなったという背景もあり、自分のキャリアチェンジの必要性を感じていたのです。

今でも、がんと共存しなければならない自分の運命を『大変だな』とは思いますが、乳がんになったので、自分で起業して『ケー・エー・ジー・タレント（ＫＡＺ　Ｔａｌｅｎｔ）』を作った。がんになったこと自体には感謝できないけれど、それで新たに人生がひらけたと思っています。

２０１５年に脳悪性リンパ腫で入院、会社を七ヶ月も閉めたにもかかわらず、復活して、今、身体が不自由になっても、また仕事ができることを、本当に幸せに思っています。

さて、自分で起業して、ハリウッドでタレント事務所を立てたわけですが、自分は、仕事ができると信じてはいたけれど、以前、どこかのタレント事務所やエージェンシーに勤めていた経験があるわけではないので、ハリウッド中のキャスティング・ディレクターたちは私を知らない。

一部のキャスティング・ディレクターたちは、私の顔を知っていたけれど、それは、あくまで、赤ちゃんモデルのママとして、オーディションに子供をしょっちゅう連れて行っていたということで、知っている程度。

彼らに、ビジネスの世界では新参者の私が、いかに信頼できる存在か、仕事を頼めるか、わかってもらうために、本当に一生懸命に働いた。朝早くから、夜遅く、週末も返上で、仕事をした。

そして2015年、脳悪性リンパ腫で入院して、会社を閉めていた私のもとには、ハリウッド中のキャスティング・ディレクターたちから「どうしてるの」「最近、見かけないけど」と、多くのテキストとメールをもらい、自分の存在が確固としていることに気が付いた。

みんなに認められている。一人前なんだと。

今では、ハリウッドのコマーシャル・キャスティング・ディレクター連盟のイベントなどにも、星の数ほどある事務所の中から、大手の有名事務所に混じって、私が一人でやっている、ちっちゃい『ケー・エー・ジー・タレント』がマネージメント事務所として招待を受ける。とても、とても光栄に思っている。

私の事務所には、80人ほどの所属タレントさんたちがいる。

彼らは、毎日のように私が取ってくるオーディションに行って、仕事をゲットしてくれるので、私は自宅にいて、コミッションを稼げる。なんて幸せなんだろう。タレントさんたちみんなが、一生懸命やってくれるから、みんなで仕事ができる、生活ができる。

入院中も、テレビに映る、自分のタレントさんの姿を見て、本当に励まされた。

だから、私の通常の毎日は、忙しい。朝から晩まで、オンラインで、毎日300本は入ってくるオーディション情報をチェックして、それぞれに合うタレントさんたちを、プロジェクト＋役別に写真の提出をして、オーディションを取ろうとする。

通常半日から、長くても2日間の応募受付期間が終了したら、私の元には、キャスティングからタレントさんのオーディション連絡が入る。それを受け取るや否や、各自連絡をして（オーディションは、大抵、連絡が来た日の翌日にある。ひどい時には、午前中に来て、同じ日の午後、とか。すごいスピードなんです、ほとんど非常識！）、みんなが行けるようにスケジュールを調整する。

その際限なくある、キャスティング情報を処理しながら、その間に、すでに決まった撮影の連絡、帳簿つけ、請求書書き、ギャラの支払いなどなどを行うのだから、本当に忙しい。

だからこそ、今、ぽっと私のもとに転がり込んできた、この夢のような時間を大切に使って、私史を書き残しておきたい。

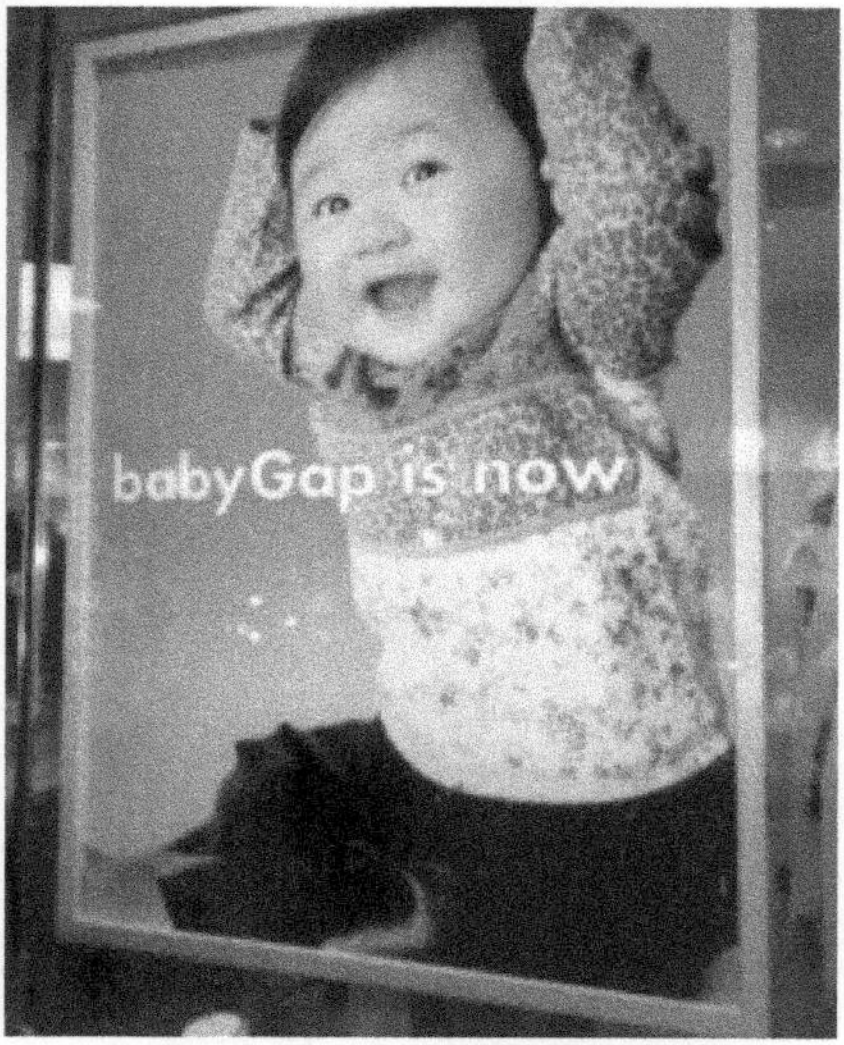

Baby Gap のポスター。じゅの、生後９ヶ月

３章　あなたはロック・スター

『あなたはロック・スターよ（Your are a rock star)』と、なぜかよく、仕事をするキャスティング・ディレクターたちから言われる私。

アメリカ生活の中で、相手のことを『ロック・スター！』と呼ぶのは褒め言葉だけれど、とにかく、仕事をする上で、私が、相手が喜ぶだろう・楽になるだろうコトをすると、みんなに「ロック・スターだね」と褒められる。

ここでちょっと触れておきたいのは、アメリカ文化、言語の中で『あなたは最高』『素敵』と一般的に言うのは、『ユー・アー・グレイト（Your are great)』『ユー・アー・オーサム（You are awesome)』などがあるのだけど、相手を『ロック・スター』と呼ぶのには、少し仲良し感があり『スッゲーいけてる（ただの最高より上ランク）』感があって、仕事上だけでない、親密感がある表現。

ただし、二十歳の息子に言わせると『古い表現』らしいので、あまり若い人には、使わないほうが無難な言い方のようです。（つまり、おじさん、おばさんの間では、まだ使われてるってことね〜！）

そこで、この本を読み進む前に、なぜ私が『ロック・スター』と業界内で賛美を浴びるようになったのか、いかにしてハリウッド中のコマーシャル・キャスティング・ディレクターたちからの信頼を得るようになったのかを、一つ、私の仕事から例を用いて、ご説明したいと思います。

ハリウッドでコマーシャルの仕事をしていると、驚くくらい『日本人募集』のプロジェクトがある。

こちらで撮影をして、日本で放送というパターンが多いからかもしれないが、「だったら、日本でタレント集めればいいのに…」と思うけれど、制作会社やスタッフがみんなロスを拠点にしていたりするから、こっちで集めた方が楽なのかもしれない。

で、使われるのが日本だから、日本国民が見て、違和感のない『日本人』をキャスティングは集めなければならない。

とにかく、アジア人なら『日本人』と、自分の事務所に所属するアジア人を全部送ってくる事務所が多いなか、私は『必ず、日本人』しか送らない。

日本語が話せることが条件なら、本当にペラペラと日本語を話す人で、ちゃんとアメリカでの労働許可を持っている人しか応募しない。

この時点で、私の評価は上がっているのだけれど、それ以外の要素がある。

過去に何度も『日本人募集』のプロジェクトで、例えば、私が80人の日本人を応募する（そうです、私、日本人80人、集められます！）。

その80人は、それぞれ、こっちが辟易するほど、好き勝手なサイズで自分の顔写真を送ってくるんだけれど、私は、その写真を、全部同じサイズ（見えやすく）に変更して、締め切り前にキャスティングに送る。この写真受付から締め切りまで、たいてい1日か、良くて2日、常に時間との戦いです。

そして（いつもですが）、キャスティングから「みんな、最高〜！　明日、朝の10時から6時までオーディションやってるから、みんな来てもらって」とか言うので、いつも「選べよ〜！」と思いつつ、「了解」と返事をして、私は、その80人全員に、15分おきの時間を3つメールして、「あなたの一番行きたいオーディション時間をください。スケジュールを作ります」と連絡して、翌朝、オーディションが始まるまでには、80人分のスケジュール、15分に3人ずつ入った完璧なリストをキャスティングに送っているのである。

キャスティングとしては、80人、来てもらえれば嬉しいのだけれど、実際80人がまとめて団子で同じ時間に来たら、オーディション会場は、混乱する。だから、そうならないように、なるべくスムーズにオーディションが進むように私が配慮して、自分のタレントさんたちのスケジュールを管理する。

それで、私はロック・スター。

そういった、実はウルトラ面倒な作業をずっと地道に続けてきて、私はハリウッドのキャスティング・

ディレクターたちから、絶大な信頼を得ることになったと自負している。
常に、どうやったらいい、何をしたら、仕事相手がやりやすくなるか、私は何ができるのかを、頭に置いて、仕事をしている。

あと、どんな連絡にも、即レスをすることは、鉄則にしている。

だから、新規の募集のプロジェクトには、いち早く応募をして（締め切りがあっても、早くに応募懸案を提出した方が、有利だから）、質問メールには、即レス、つねに軽快なネット上でのフットワークを見せていた私が、ぽっと消えてしまったので、２０１５年の入院中、たくさんのキャスティング・ディレクターたちから、どうしてるの？　との問い合わせを受けたに違いない、と思っている。

4章　2014年の決意

２０１１年ごろ、自宅で網膜剥離になりかけるようなアクシデントにあった。

その時は、診察で行った眼科で、大事に至らないというので、そのままになっていたが、時間が経つにつれて、視界がぼやけているのを感じ始めていた。

眼医者では、その時の衝撃で、どうやら眼の中で出血した血が『ゴミ』のようになって溜まっていて、視界を遮っているようだとしか言われず、当時はまだ生活に支障がなかったので、そのままにしていた。


そして迎えた２０１４年、かなり視界が悪くなっていて、すでに夕方から、夜にかけての車の運転はできなくなっていたので、私の『２０１４年・新年の決意』は『眼を治すこと』だった。

そして3年前に行った眼科医では、手術を勧められ、以前に行った時より、いかに視界が悪くなっているかを、眼球のレントゲン図を見せてもらって説明を受けた。要するに、目の中のゴミを取り除けば、視界はスッキリすると。


理屈はわかったけど、眼の手術。怖かったので、セカンド・オピニオンも聞こうと、私はわざわざ、違う眼医者にもいった。

でも、その眼医者でも、全く同じように「手術」を勧められたので、それしか手段がないかと思い、では、手術は誰にしてもらおうかとなるのだけれど、2番目に行った眼医者で「最初に行ったドクターは誰？」と聞かれたので、「サンタモニカの、ドクター・オハーン」と言うと、「その先生は、網膜の専門医で、すごく優秀な先生だよ」といきなり、最初に行った先生を褒められ、なんと「手術、してもらったらいいのに」とまで勧められたので、迷わず、最初のドクターに戻った。

手術したら、手術費が儲かるのに、他のドクターを勧めるって、きっとドクター・オハーンて、すごいんだと想像する。

そしてまた私は実際、このドクター・オハーンに出会えて、治療してもらえたこと、今でもとっても感謝している。本当に素晴らしいドクターに出会えて、良かった、命拾いをしたと。

大病を重ねて、つくづく思うのは、素晴らしい医者との出会いが、命をつなぐということ。

私は、ドクター・オハーンを介して、今の脳腫瘍の専門医、ドクター・ラドニックに出会い、過去6年間、私の脳腫瘍の主治医として担当をしてもらっている。4期だった脳悪性リンパ腫も寛解まで持っていってもらえて、その後再発した脳腫瘍も、ことごとく治療に成功している。

話がそれてしまうが、ロサンゼルスのシーダーズ・サイナイ病院という、世界最高峰の医療機関で、最高の治療が受けられるのは、本当に幸せだと、いつも感じている。

5章　眼内悪性リンパ腫の疑い

２０１４年の初め、ドクター・オハーンのもとに診察に行き、硝子体切除という手術を受けることを決めた。

手術は、片目ずつ（両方一緒にすると、眼が復活するまで、両眼が見えなくて不便だから）約一ヶ月のうちにスケジュールされた。

この先、眼内悪性リンパ腫の治療に関しては、以前に書き残したブログが出てきましたので、それを転載します。もう、今の私が覚えていない詳しいことまで記してあるので、今回、読み直して、泣けました。

２０１４年３月１日

先日のブログで書いた通り、ここ３年ほど、ずっと曇りガラスを通したような視界だった眼を、ついに手術しました。どんどん曇り度が濃くなって、夜の運転ができなくなり、限界だったからです。

手術後、右眼は順調に回復し、あまりに良く見えるようになったので、治していない左目の『悪さ』が強調され、左右の眼の『見え度』のバランスが悪くて、気分が悪かったりもするので、左目もなるべく早く治してもらおうと、術後の検診の時にドクターに話したところ「次の手術をするのは、もちろんだけれど、それよりも、眼の中から取り出した組織の生体検査の結果が、思わしくない」と言われてしまいました（思いもよらず、びっくり）。

手術を決める前に、３年かけて違う眼科医たちに見てもらったのですが、もともと眼をぶつけるアクシデントで、眼内出血をして、視界に黒い点（眼の中の出血）が、視界を悪くしていたのですが、そういう状況は、自然治癒できると言われていたのです。

でも結局３年経っても良くなるどころか、どんどんと眼の曇り度はひどくなり、見えなくなってしまった訳です。

この原因について、診察した医者達も首を傾げるばかり。

なので、とにかく、眼の中の「ゴミ」を取れば「眼は良く見えるようになる」けど、何が眼の中にあったのか、生体検査をしないといけません…と、色々な可能性を検査してもらいました。

例えば、カルシウムが沈殿していたとか、ある種のタンパク質が出たとか、何らかのビールス性の病原菌があるとか…。

そして、その検査結果、眼の中のものは白血球の残骸だったのですが、その細胞に異常が見られたそうなんです。

「エ？　どういうことでしょう？」

私は、眼が良く見えるようになって、ウルトラ・ハッピーで検診に行ったのに、ドクターはシリアスな曇り顔。

「考えられるのは、悪性リンパ腫の可能性なので、脳腫瘍センターで、神経がん科の専門医に会いに行ってください。もう既に、あなたのケースは、向こうのドクターと話してあるので、アポを入れてください」って。

手術前に、ほんの少しの可能性だけど、眼の中の組織が『がん性』の場合があると、ちゃんと説明は受けていたけれど、それは、本当に稀だからと言われていた。今でも、ドクターは、悪性リンパ腫じゃないことを確認するためだからというけれど、これを書いていても、眼に涙があふれる…。

思いもよらない展開だったけれど、泣いていても、仕方が無い。

私の希望と、ドクターが、もう一方の眼の中の組織も取って、もう一度検査をしたいということで、先週に左目も手術してもらいました。

今回の生体検査は、他の可能性（カルシウムとか蛋白とか、ビールスとか）はすべてクリアーになったので、白血球の異常のみに集中して、検査してもらえます。

昨日までに出る予定だった検査結果が出なかったので、心配は続きますが、とにかく、週明けの月曜日、脳腫瘍センターの神経がん科のドクターとのアポがあるので、行ってきます。

「僕は眼医者だから、ここから先は専門医に任せるけれど、多分、脳内のスキャンを取って、異常がないかを見ることになるよ」と言われました。

結局、保険がきいても、両目で今のところ100万円くらいかかってます。保険前の実際の医療費は、500万円を超えている。

でも、私の保険の今年分の『自分の持ち出し額』に到達したので、今後の検査は、ほとんど保険でカバーできるはずなので、この際、徹底して見てもらって、万が一、悪性リンパ腫なら、果敢に、前向きに、また戦おうと思っています。

悪性リンパ腫は、調べたら、乳がんのように、腫瘍を形成するがんじゃないので、外科手術はしないで、キモセラピー（化学療法）と、放射線治療で治すそうです。

まさか、眼科の医者に「悪性リンパ腫かも知れません」なんて言われるとは、思ってもいなかったから、本当に息が止まりそうだったけど、大丈夫、私はまた、頑張れる…。

と、こんな風に、眼がよく見えて大喜びしたり、悪性リンパ腫かもと言われて凹んだりの数週間でした。

あぁ、もう3月です。確定申告の準備もしなくちゃぁ（少なくとも、眼が良く見えるようになって、計算が苦じゃなくなったよねっ）。

頑張りましょう…。

6章　眼内悪性リンパ腫だった

２０１４年３月16日

前回のブログを書いてから、検査結果など、何も続きを書いていないので、何人かの心配性さん達が個メールで、具合を聞いて来てくれています。

お気持ちが嬉しいので、そういった連絡にはお返事をしていますが、自分のブログに、今の状態を書く気にはなれず、時間が経ってしまいました。

先日の精密検査の結果、私は眼内悪性リンパ腫だと、判断されました。もう、その疑いではなく、確定です。

今回の検査では、眼内にあるがんと言うことがはっきりわかったのですが、この病気は、脳腫瘍、また神経にと転移しやすいものです。それなので、今週、来週と、他の検査が続きます。

今週は、脊髄液を取っての検査を受けました（今でも、穴の開いた背中／お尻が痛い）。来週は、脳内のＭＲＩ検査と、全身のペットスキャンです。他に転移が見られなければ、それが最良のシナリオなのですが、正直、気が重い。ＭＲＩとスキャンには、合計５時間ほどもかかると言うし、本当にいや。

乳がんの時にペットスキャンしたときの20分間が長くて、怖くて、20分、一秒づつ数えて、乗り切ったくらい、狭くてうるさい場所はダメ。ちょっとした、閉所恐怖症なので、検査の間眠っていられるように、薬を処方してもらいました。

転移が無く、眼内悪性リンパ腫だけだったとしても、今後の治療では、キモセラピーの場合、両目に週に2回ずつ、薬の注射をしなくてはならなくて、それも数ヶ月。
放射線治療の場合は、頻度は少なくても、期間が長い。
最終的な治療のプランは、他への転移を見てから決定されるけれど、眼だけと言う、一番軽い症状の場合だけを聞いても、うんざりする。

また眼の中だけのがんだけだったとしても、この病気は神経に転移しやすいから、これからずっと、一生涯、脳の中とか、中央神経への転移のチェックをしていかないといけないと思うと、本当に面倒で、今は、とっても元気に楽しく暮らしているから、このまま放っといて、数年後にオサラバでも、良いかもしれない…とまで、思ってしまう。

本当に、今回の検査を、残りの人生、ずっと続けなくちゃなんて、思っただけで泣きたくなる。
眼に注射をしに通ったりするのだって、嫌だ。車の運転が困難になるから、自分一人の力じゃ、治療も行けない。周りにかける面倒を思うと、耐えられない。

乳がんの時は、最初だったから、どんなに辛いかわからなくて、とにかく戦わなくちゃって思ったけど、これは、2度目。そして、もっと終わりの無い戦い。だから、さすがの私も、逃げたいと思う。今、元気で楽しくて、どこも痛くない。だったら、何も無理に痛い思いや、辛い思いをしないで、あとの残された人生を、気ままに生きたって、いいじゃない…とも思う。

ただ、残される家族を思うと、それはできない。だから、本当に辛い。

もう14歳の娘には、私が悪性リンパ腫と言う、厄介ながんになったことは話した。でも、まだ甘えん坊の弟9歳には、お母さんはちょっと病気だとしか話していない。今後、治療が始まれば、明らかに外から見て、普通じゃないのがわかるので、その時には、話さなければと思っているけれど、最近、ぐすぐすと私が泣いているのを見つかっては、「お母さん、なんで悲しいの、笑って」と、私の口の端を、両手で引っ張り上げて、ニコニコマークの口を作ろうとする。「そんなことをしたら、お母さんの顔、不細工になっちゃうよぉ」とごまかして、私は笑う。それで息子が安心する。そんなことを繰り返している。

でも、幸いなことに会社の仕事は本当に順調で、今週は、家族4人でアスペン（コロラド州）にロケに行く仕事、決定。もともと冬のスポーツ大好き家族で「アスペンに家族で行くのが、夢だった」そう。もう大感謝されました。タレントでも何でも無い、単なるご近所さんで、このプロジェクトにはぴったりと思ったので、初めて家族でオーディションに行ってもらったら、初オーディションで、仕事ゲット。

家族で受け取るギャラ、最低で1万5千ドル（撮影日が増えたら、もうちょっとアップ）「あなたのおかげで、こんな臨時収入が～！」って。

今年に入ってから、複数のタレントさんの、過去にした仕事の契約延長などのリクエストが入り、何もしないで、ギャラだけが入る状況も、たくさん続いている。

自分で言うのもなんだけど、私がイケルって思う人は、仕事、ゲットする。その『眼』があるから、ビジネスが成功していると思うのだけれど、面白いくらい、みんなお仕事ゲットしてくれるし、思わず顔が緩む、契約延長がたくさん入って来ている。

だけど、その『眼』が、私の悩みの根源だって、困ったもんだ。

ねぇ、精神衛生は、とっても良いのに。毎日楽しいし、わくわくなのに…。

今年で、5年続いた乳がんのホルモン療法が終わるから、しばらくがん科のドクターとはお別れねって思っていたのに、その矢先に、今度の悪性リンパ腫。

ドクターに聞いたところ、全米でも、この病気の症例は少なくて、データが乏しい（よって、どの治療が、どれほど効果的か、わからない）。発見できたのは、ラッキーだと言われた。

また幸いなことに、ドクター・オハーンには、以前、一人だけ、この病気になった患者さんがいて、先生に経験と知識があったから、私の病状から、悪性リンパ腫を疑ってくれたらしい。

たいていは、眼の中の時点での悪性リンパ腫と言う判断は難しく、眼の炎症だと思って、ステロイド系の薬で改善するので、そのまま何年も病気が進み、それが他の場所、脳腫瘍などと、転移して、初めて、眼内悪性リンパ腫が諸悪の根源って、わかるんだって。

でもそのステージだと、かなり病状が進んでいるので、本当に、眼の中の状態でわかったのは、良いことだと受け止めるように言われた。

そうよね、眼の中に注射して、眼内の組織を取って検査しなくちゃ、わからない病気。アクシデントで視界が悪くなったのをきっかけに、ずっと眼医者に行っ ていたから、医者も私の症状に説明が付けられず、私は私で、もう耐えられないから、とにかく手術でも何でもして、視界をクリアにして欲しかった。

だから、すぐに手術することに合意したし、調べてもらえた。

とにかく、運が良かったと思わなくちゃだけど、広いアメリカでほとんど症例のない病気に当たるなら、なんで宝くじには当たらないんだ……（と、自分に突っ込む）。

だから、さすがの私も、まだ戦う体制に入れていない。

これから続く検査や、治療の詳しい内容を知らなかった、まだ、悪性リンパ腫とはわかっていなかった時に書いた、前回のブログでは、頑張ろうと思っていましたが、今は正直、勘弁してくれ…と、弱気です。すみません。

7章　不幸中の幸い

２０１４年３月23日

前回のブログで書いた、脳内リンパ腫の転移を調べる検査の、すべての結果が出ました。

脳内のＭＲＩ検査、髄液を摂取しての生体検査、全身のペット・スキャンを受けたのですが、検査結果、すべて、パスでした。骨髄にも、脳内にも、体中の神経組織にも、どこにもがんは見つかりませんでしたっ！

眼内悪性リンパ腫は、間違いない診断だけれど、心配されていた転移はみられず、ドクターのオフィスで、結果を聞いた時、気が抜けて、ほっとして、涙が出ました。

すでに、眼内悪性リンパ腫を発症しているという状態においての、最良の結果＝眼外への転移なし、だったのは、喜ぶべき結果だったのです。

前にも書きましたが、眼球が病因で、転移前のステージで、この病気が発覚することは、全米でも、ほとんど症例が無いと言うもの。

こんな早期発見ができたことは、本当にラッキーだと、言われました。

悪性リンパ腫という病気と、これから戦っていかなければならないのは、仕方が無いとして、とにかく、転移する前にわかったのが、不幸中の幸いです。
もちろん、今後の転移の可能性はあるので、定期的にＭＲＩ検査をしなければと言われましたが、とにかく、眼の中だけの悪性リンパ腫なので、眼の中のがんを取り除くキモセラピー（化学治療）をすることになりました。

眼に注射を何本も打つそうなので、怖いけど、全身に点滴でのキモの経験者（乳がんのステージ3で、今もホルモン治療中）としては、身体的には、ずっと楽なはず。
とにかく、ちょっと息がつける感じ？
具体的な治療のスケジュールや内容は、来週のドクターとのアポでわかるのですが、とにかく、このブログを読んでくださって、ご心配くださっているだろう方に、経過報告をさせてもらっています。

正直、これからの戦いを考えると、ため息も出ますが、カツを入れて、頑張らなくちゃ…と、検査結果を聞く前までの、ちょっと逃げ腰の姿勢から、まだ治るんだ、まだまだ頑張って、生きなくちゃなんだと、前向きに戦っていく気持ちへと闘志も湧いてきました。

普通の検査では発見できないタイプの乳がんで、通常は転移をしてわかるタイプの面倒な乳がんも（その場合、たいてい手遅れ)、他の発見しやすいがんができたことで、手術をして、治療ができた。

滅多なことではわからない、眼の中の悪性リンパ腫も、転移前に発見。

私の人生、チャレンジが続くけど、それでも、治せる、間に合うんだから、頑張って戦って、生きていけってことなんだろうなぁ…。


与えられた運命は、きちんと受け止めて、胸を張って、果敢に切り開いていこう。

それが、私の生きる道のようだから。

８章　眼内悪性リンパ腫・治療スケジュール

２０１４年４月１日
今後の治療の内容とスケジュールが、出ました。
全部で12ヶ月、向こう一年間の治療スケジュールです。これは、眼科医での化学療法（厳密にはメトトレキサート、Ｍｅｔｈｏｔｒｅｘａｔｅと呼ばれる薬品を使う治療）だけのスケジュールで、これとは別に、３ヶ月後には、神経がん科医からの指示で、脳内のＭＲＩ画像を撮って、転移していないかを確認するなどの検査もありますが（これも、しばらく定期的にする検査）とにかく、来週から、実際に始まる治療が決まりました。

まず、最初の一ヶ月。毎週、眼に２本の注射を打ちます。白目の部分に針を刺して、眼球に直接、薬を入れるのですが、これ、週に２本、私のがんは両目にあるため、全部で４回となります。
ドクターは、できれば、両目同時の注射は避けたいと言われていたのですが、そうすると、向こうひと月、週に４回の医者通いとなります。で、ドクターは、考えた末、週に一回、両目に注射、そして３日後にまた両目に一回という治療のペースを選ばれました。

来週から、月曜日と金曜日に、治療のための医者通いが始まります。
両目への注射なので、自分で運転が出来ません。眼への違和感や、多少の痛みはあるようですが、コンピューター画面を見ることは平気らしいので、会社の業務は出来そうなのですが、運転不能なので、医者通いは、夫＋その他、友達に、お願いしなければなりません。

はぁ、皆に迷惑をかけるの、悪いなぁ…。

そして、ひと月、この治療をした後、次の2ヶ月は、週に一回づつの眼球への投薬注射に通います。週に一回と言っても、私のがんは両目にあるので、1日は右目、次は左目となるため、週に2回の医者通いは、同じ。

そして、3ヶ月が経った後は、月に一回（といっても両目のため、計2回）の治療のための医者通い…が9ヶ月、来年の3月まで続いて、12ヶ月の治療のサイクルが終わります。

あぁ、長いなぁ…。

でも、3ヶ月が終わった後は、注射の頻度が減るので、7〜8月頃、日本に2週間くらいの帰国は、大丈夫そう。

今年、中学3年の長女は、この夏が、日本の学校に夏の間に通える最後の年なので、「絶対に行きたい」と希望しており、下の子も、日本に友達ができたので、行きたがっているため、子供達は日本にやるつもりでいました。
私の両親は亡くなっているので、もうお墓参りしかできませんが、まだ両親とも元気な、ウチの主人には、なるべくご両親が元気なうちに、里帰りをして欲しいと思っているので、今年の夏は、子供達の現地校が休みになったら、まず二人を日本に行かせて、7月になって、私の治療が軽くなったら、二人を迎えにいく形で、主人と日本に行きたいと思っています。

だから、また、日本に行けるかと思うと、頑張ろうという気持ちが湧いてきます。

私の医療費、日本へ行く渡航費とか、お金はかかるのだけど、本当に幸い、ビジネスは絶好調。ノー・プロブレム（問題無い）、なのが、本当に嬉しい。

９章　眼内悪性リンパ腫・治療開始

２０１４年４月22日

眼科医での化学療法（厳密にはメトトレキサート、Ｍｅｔｈｏｔｒｅｘａｔｅという薬品を使ってのもの）が始まって、２週間。もう、辛くて、逃げ出したいくらいです（涙）。

一番最初、右目から始まったのですが、それが終わったとたん、イスから立ち上がって、ダッシュで帰ろうと思いましたもん。あまりの痛みに「げ、この次、すぐ左目するの？　ありえない」って思って。

前回のブログで少し説明しましたが、この治療は、眼球に直接抗がん物質の薬を注射すると言うもの。毎週、右目と左目に2回ずつと思っていましたが、これが、誤算～！　確かに、投薬注射は、２回ずつなのですが、その前に、麻酔注射を打つんですよ。

なので、毎回（今のところ、週に2回の通院）両目に４本の注射、毎週８本、打たれる訳です。だから、今までで16本。今月、残り16本（涙）来年の４月までの分なんて、恐ろしくて計算できない……。

私は、眼にペッパー・スプレー（警察官とか、女性が、暴漢に対して、眼に噴射して、相手を撃退するというスプレー状の武器。中に、眼にしみる唐辛子が入っている）を受けたことは無いですが、治療の時の眼の痛みは、そんな感じじゃないかと、想像しています。

ドクターのクリニックでは、最初に眼の感覚を弱める目薬を入れてもらいます。そして、麻酔の注射をするために、消毒液が点眼されます。これがしみる、痛い。色も茶色で、ヨード色。もう、体が震えるほどに痛いのです。

それから、麻酔注射が眼球の白目の部分に打たれて、そのあと、しばらく麻酔が効くのを待ってから、また、眼に消毒液を入れられます。でもって、これまた、超痛い。

そして、それからやっと、肝心の抗がん剤が注射されます。白目部分への注射は、本当にドクターの腕の見せ所。「静かに、動かないで…」と言うドクターの声に、緊張します。

で、その注射が終わると、また、ヨード色の消毒液を入れられ、また、あぁ痛い、痛いよぉと、泣くのです。眼に注射だから、白目は充血して、先週なんか、終わってティッシュで眼をおさえたら、鮮血が混じってた。「ぎゃ、眼から血が出てるぅ（泣）」

これを来年の春まで続けるのかと思うと、本当に嫌だ…。

この前のドクター・アポでは、思わず、聞いちゃいました。「バカな質問だとは、分かるのですが、この治療をやめたら、ぶっちゃけ、あと何年くらい、生きていられますか?」

だって、それくらい、辛いんだもん…。

眼に注射をする先生は、眼科医（網膜外科の専門医）。なので、「その質問は、神経がん科のラドニック先生に聞くことだね。私は、あなたの病気が、眼の中にあるうちに、退治をして、脳腫瘍へと転移しないことに最大の努力をするのが役目だ。転移したあとの病気の進行は、ラドニック先生が答えてくれるだろう。この治療のスケジュール（一年間）を、すべてやりきれない人もいる。それに、眼内悪性リンパ腫だけの病例は少ないから、どの治療が、一番有効かも、データが無い。ただ、あなたの病気が眼の中にあるうちに、最初に、一番強力なアタック（攻撃）をして、今後の進行を食い止めておくことは、大切なんだ。これから、何らかの理由で、この治療を中断したり、他のやり方を選ぶ時が来るかもしれない。でも、とにかく、眼の中だけに、悪性リンパ腫があるうちに治せたら、死ぬことはないんだよ。あなたは、普通の患者さんよりも、眼が敏感だから、痛みがひどい。だから、私は、余分に目薬を入れるから（眼の感覚を鈍らせる目薬）。あなたの治療が、出来る限り辛くないように、努力するよ」

本当に、患者である私のことを考えてくれているドクターに、治療前に泣いてしまった私でした（だから、落ち着くまで、治療中断…泣いたら、眼に注射、出来ないから）。

それまでは、治療後に痛くて泣いていましたが、今回は、始まる前から泣いちゃいました。そうしたら、ドクターが「普通、眼の感覚を鈍らせる目薬は、一滴で良いけど、あなたには前回、3~4滴、使ったんだよ。でも、まだ痛いみたいだから、もっともっと、たくさん使って、痛みを和らげるからね」と、今回の治療では、7~8滴も使ってくれました。

するとどうでしょう…痛いは痛いけど、痛さに体が震えたり、足をバタつかせるほどまではありませんでした。「あぁ、ずっと楽ぅ~!」と言う私に、ドクターは、「分かった、薬7~8滴が、あなたのマジック・ナンバー(魔法のように効果がある数字)だね」と。

と、4回目の治療は、少しはマシだったのですが、それでも、治療のあとは、眼球にものすごい少量とはいえ、液体が入る訳ですから、眼内圧力が変わって、こめかみ辺りからの頭痛があり、眼内の血圧が上がって、目の前真っ暗(貧血を起こす時のような感じ)、でしばらく、イスから立ち上がれません。

また、確かに、全身に点滴で3時間以上かけて血管に薬剤を注入する全身のキモセラピー(私が乳がんの治療で受けたもの)に比べれば、髪の毛も抜けないし、吐き気や体中の痛み、倦怠感などはないけれど、やっぱりキモセラピーは、キモセラピー。

ドクターからの帰路では、普通のサングラスでは眩しくて、眼を開けていられないので、すっごく暗いサングラスを、医者帰り用に購入。自宅に戻っても、数時間は視界が定まらなくて、コンピューター画面を見るのが辛いし、身体もしんどいので、毎回、ウチに戻ってから2時間くらいは、寝てしまいます。

（「当たり前だ、休みなさい～」って声が聞こえてきそうですが、ハイ、仕事、ちょっと休んでます）。

あと2週間、この治療をすれば、予定では、注射の頻度が半分になるはず。最初が肝心だとドクターも言っていた。最初のひと月が、一番キツいと。

あぁ、頑張らなくちゃねぇと思いつつ、もう涙目です。

また明日、眼に注射だと思うと、深いため息が。はぁ……。

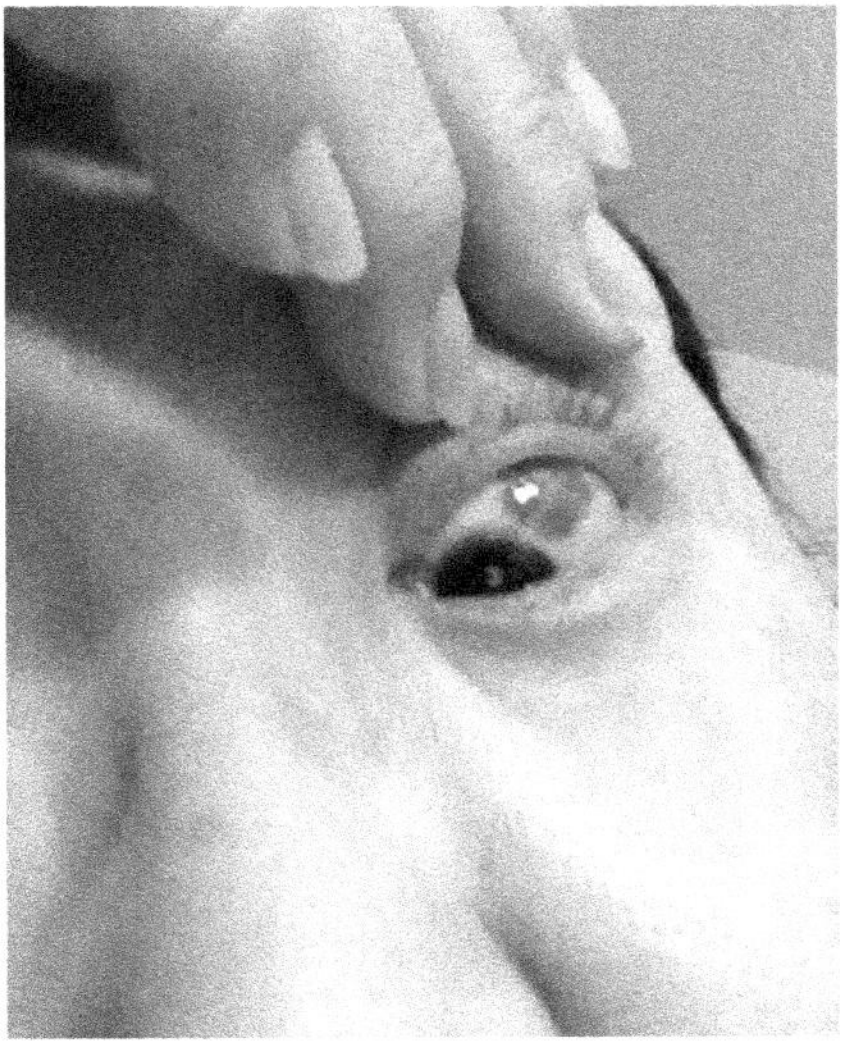

眼球への注射で、目の中に血が！

10章　視力の低下と、保険会社との戦い

２０１４年5月10日

眼内に、悪性リンパ腫があるのが分かって2ヶ月。先月から、眼球への薬物注射が始まったのですが、最初のひと月が、一番激しくて（がん細胞が、眼の中から、脳とか、他の神経に転移しないように、思いっきりアタックして、進行を食い止めるのが目的）、週に2回の医者通いで、毎回４本の注射を打たれていました。

最初の頃は、その注射や、注射のあとに眼に入れられる洗浄液がしみて、痛くて、もう大変（涙）かなり、逃げ腰で、夜中にウチで、この治療を続ける辛さで、一人でぐすぐす泣いてみたり…。

だから、最初は、痛いのだけが辛かったのですが、その後、治療が2週間を過ぎた頃からは、今度は、薬剤の副作用で、ものすごく『眼が見えない状態』になってしまいました。もう、ド近視状態で、メガネをかけていても、メガネをかけ忘れていると思うほどのボケた視界。

モノはダブって見えるし、太陽光線はウルトラ眩しくて、いつも外出用の、レンズが暗くなるタイプのメガネの上に、真っ黒なサングラスをかけても、「あぁ、眩しい～」と、おメメしょぼしょぼ（涙）。

ついに、ウチの子供たちのお迎えくらい（半径４キロほど）しか、運転も出来なくなりました。先日、息子を落としてからマーケットに行ったのですが、値札も読めないし（顔を、30センチくらい近づけないと、読めない）、もう、本当に不便だし、運転は、怖い…。

そして、今週、一番キツかった治療が済んだので、今月からは、右、左、それぞれに週に2本の注射で、打つ量は半分になりました。なので、同じ日に両目ではなく、1日行って、片方の眼に2本、違う日に行って、もう片方に2本というペースを、向こう2ヶ月、続けるという治療ペースに移行です。

それで今週、水曜日に右目、金曜日に左目の治療と検査を受けてきたのですが、まず、素晴らしいニュースが。

2月に受けた眼の手術後、ドクターが顕微鏡で私の眼の中を見ると、明らかに眼の中でウヨウヨと泳いでいたがん細胞が、ひと月の治療で、見えなくなったということだったのです。過去一ヶ月間の、とても辛かった治療が効果を出していると思ったら、本当に嬉しかった。

がん細胞というのは、増殖のスピードが速いので、それを打ち負かす勢いで、投薬治療をした、この荒療治が、効いたようです。

来月、脳内のMRI検査を受けて、脳内の転移をもう一度調べますが、このペースなら、悪性リンパ腫に勝てるかもしれないと、感じたものです。

また、視力が落ちている原因が、網膜のダメージだと、それは治らない可能性があるので、マジ、ヤバいのですが、検査の結果、角膜だけの問題で、角膜の炎症は、こうした治療をしていけば、起こりえることとして分かっていたことで、表面上のこと。注射を打つ量がこれから減って行けば、少しづつ回復する見込みがある、ということなので、向こう数週間で、少しは視力が取り戻せることを、祈ります。

ただ、ドクターは、私の視力の衰えて行くペースの早さに、この毎週の注射という治療ペースは、向こう2ヶ月は続けられないだろうと言っていました。なので、多分、今月いっぱい、週一で、来月から向こう10ヶ月、月に一回づつ両目に注射というペースに、注射の量を減らすようです。

そして、そうやって予定の治療でペースを減らすことで、病気は進まないか心配で聞いたのですが、眼だけの悪性リンパ腫という病例で、私と似たケースはほとんどないので、比べるデータがない…と言うことでした。

でも、これ以上眼が見えなくなると、日常生活もままならないので、投薬量を減らして、私の眼が、自分の力で、視力を取り戻すのに期待しなければですね。

と、これが、これまでの治療の経過です。まだまだ、長い道のりだけど、どうやら順調に、私の身体は治療に反応しているようだから、痛くても、辛くても、頑張って行こうと思う…。

で、別件ですが。以前、乳がんの治療の時も経験したのですが、アメリカの健康保険、病気になって、医者から請求書が来て、そのまま素直に支払ったら、大損をしてしまいます。

もう、保険の効く適応額、そして来る請求額の間違いなんて、当たり前にあるので、細かにチェックをしていないと、バカを見ます。

そして、今回も、なんと、私のもとには、日本円にして100万円以上も多くの請求書が届きました。で、それを直してもらうための、私の労力は、半端じゃない。

オバマケアで、国民全員が保険に入るように定められたため、たくさんの人が質問やら、加入のことで、保険会社に電話をするから、保険会社への電話が繋がらない。4月に2回、一時間以上待たされて、やっと繋がって、こういう書類を送れとリクエストしても、来ない…。

それで、今月に入って、朝一で息子を学校で落としてから、決意を持って保険会社に電話。

20分で通じたけど、延々と話して、いかに向こうが間違っているかを説明。一時間以上、色々と説明して、やっと分かってもらえて、あげく「2月24日で、あなたの自己負担分は、完了していますから、その後の治療、年内はすべてカバー（つまりタダ）です」って。分かってるわい～！　なのに、請求書がバンバン来るから、電話してんじゃないのぉ！　何で、そこにたどり着くのに、1時間以上、かかるのよぉ…。

で、そのお姉ちゃん、2月24日から今までの請求分、計算し直して、保険会社が支払ってくれるって言ってたけど、あれから一週間…　今は、医療機関から「支払い滞ってますから、さっさとお支払いください」って、テープの声の電話がかかってくるようになった。

あぁあ、また保険会社に文句を言わなくちゃ…　これでは、健常者でも、病気になるよ。マジで。保険会社とのやり取りで。でも、戦わなくっちゃ。病気になると、保険会社と支払いに関する戦いも、付いてくるから、両方とも、勝たなくちゃ。はぁ。

11章　治療、一時休止＋これから

２０１４年６月22日

前回のブログを書いたあと、厳密には、５月20日から、車が運転できないほど、視力が落ちてしまい、あまりの角膜のダメージがひどくなったため、ドクターは私のがんの治療を休止しました。５月19日に最後の注射をして以来、眼を休めることに専念してます。

もう注射をやめて一月で、ここのところ調子も良く、今日はこうしてブログ書きに挑戦していますが、５月末から先週くらいまでは、本当に全くメールも読めない、書けない、仕事もできない状態で、かろうじて料理は作れましたが、テレビを見てもぼぁ～とした画面で、面白くないし、携帯のゲームだって出来ないし、フェイスブックもチェックできない、全くつまらない思いをしていました。

今でも、眼の見える程度は変動するので、朝は良く見えて、「そろそろ、運転できるかな？」とか思っても、午後になるといきなり見えなくなって、仕事をするにも、フォントを最大級にしても、マックの画面に鼻をくっつけるようにしないと文字が読めないとかになってしまうのです。

車社会のロサンゼルスで、車を運転出来ないと、本当に不便。

悪性リンパ腫の治療を休止していることで、がんがまた復活したらどうしようと、心配していたのですが、数日前、予定されていたＭＲＩ（脳腫瘍検査）を受けたところ、転移は無く、ひと安心。

先週検診で行った眼科のドクターは、角膜のコンディションは改善しているし、がん細胞も見当たらないと、ドクターが望んでいた方向に、私の体調は快方に向かっていると言われ、嬉しかった。

今度の水曜日、眼科でのアポでは、また注射を再開する予定なので、せっかく少し見えるようになった眼が、また見えなくなると嫌だなぁと思いつつ、がんが再発したら、もっと嫌だし…と、心の葛藤が続きます。

２０１４年９月20日（フェイスブックの投稿より）

私の医者通いな一週間が終わった。月曜日には、右目への注射２本、そして脳のＭＲＩ検査が水曜日、悪性リンパ腫が脳に転移して、脳腫瘍になっていないかの検査。そして金曜日は、左目への２本の注射。

ＭＲＩ検査の結果は、腫瘍の陰もなく、担当の神経がん科医は、３ヶ月後にまたＭＲＩ検査をと、当初は思っていたけれど、この具合なら６ヶ月後に検査をして、それで問題がないならば、もう、検査を続けなくても大丈夫でしょうと言われた〜！

（注：ここで気を抜いて、六ヶ月後のＭＲＩ検査の予約、入れていなくて、実際六ヶ月後にはちょっと体調が悪くなっていたのですが、その時になって予約を入れようとしても、いっぱいで、結局７月まで検査

がきちんと守らなければ、という教訓）ができず、後から大きく後悔しました。医者に言われたことは、きちんと守らなければ、という教訓）

私の眼科医からは、視力はすごく落ちたけれど、角膜も網膜も、コンディションが復活、もう眼球内にがん細胞も見当たらずとなったので、あと5回の治療（月に一回＝4度の注射を2月まで、全部であと20発）をしたら治療は完了、その後は定期検診で、再発しないかをチェックと言われました。

やっと、トンネルの向こうに光が見えてきました。

4月に始まった、治療の最初の月には、週に8本の注射。月に32本もだったので、それに比べりゃ、向こう5ヶ月で20本なんて、そんなたいしたコトじゃない。

気持ち仁王立ちで、戦い続けるぞぉ〜！

12章　白内障の手術

２０１５年４月、眼内悪性リンパ腫の治療が完了してから、一ヶ月くらい眼の休養時間をとって、私は白内障の手術を受けた。

とにかく、眼球へのキモセラピー注射で、視力がどんどん悪くなり、二ヶ月に一度は、眼鏡を新調しないと、視力が調整できないくらいになっていたから、ドクターから、治療が終わって、しばらく眼を休ませたら、白内障の手術をして、視力を回復させるように指導されていました。

また両目を同時に手術すると不便なので、時間を開けて、片目づつ。裸眼でコンピューター画面を見れる程度に視力を調整してもらいました。

その頃の気持ちを綴った、フェイスブックの投稿が、こっち。

４年以上もの間苦しんでいた、ぼやけた視界から、やっと、やっと解放されて、クリアーな視界を取り戻した。

眼内悪性リンパ腫の治療のための、たくさんの眼球への注射は辛く、ロサンゼルスで車の運転ができなかったのは、とても不便だった。

ステージ3の乳がんも、悪性リンパ腫も、いつか転移することもある病気なので、これからの人生、ずっと付き合っていかなければならないけれど、少なくとも、目の前のスケジュールに、手術も注射もない…。

皆さんの祈りと応援、ありがとうございました。痛みや苦しみではなく、初めて、喜びに涙しています…。（終わり）

この時は、思いもよりませんでしたが、数ヶ月後に、私は入院したので、この時、眼の手術をしておいて、本当に良かったと、後から思ったものです。

とにかく、近視が進んで酷かったので、長い入院で、眼鏡なしで世の中が見えるのは、本当に助かりました。（後日談）

でもこの手術のあと、視界がダブって見えたり、またまた眼の調子が悪くなり、この手術が何か原因かと、白内障の手術をしてくれたドクターに何度も会いにいったり、眼が見えにくくなった原因を追求したのですが、結局、片目が見えなくなって、体が震えて自分で食事が取れなくなり、喋れなくなり、5～6

月にかけて会社も閉め、すっかり人間としての機能を失い、7月に脳の生体検査をして、なんと、4期の進行性悪性脳リンパ腫だとわかるまで、この時に始まった自分の異変の理由は、わかりませんでした。

7月10日に脳の生体検査をしてから、即シーダーズ・サイナイ病院に入院。私の、脳悪性リンパ腫との戦いが始まったのです。

13章　脳悪性リンパ腫という病気

脳悪性リンパ腫について（のうあくせいりんぱしゅ）出典：日本医科大学付属病院（中枢神経原発悪性リンパ腫：Primary Central Nervous System Lymphoma, PCNSL）

血液細胞のひとつであるリンパ球が腫瘍化したものです。通常はリンパ球組織が存在する他の臓器に出来る場合が多いのですが、脳内だけにこの腫瘍が出来る場合があります。これが中枢神経原発悪性リンパ腫です。頻度としては大変低く、原発性脳腫瘍の2.9％を占め、中高年に多く50歳以上が80％を占めます。

全身のリンパ系組織に発生する「悪性リンパ腫」の中でも、脳や脊髄、眼球などの中枢神経系にできるもので、通常、悪性リンパ腫といえば首や鼠蹊部（脚の付け根）、脇などのリンパ節が腫れる場合が多いのですが、もともとリンパ系組織のない脳にも、なぜかリンパ腫ができることが稀にあります。脳リンパ腫は、脳の深いところに発生しやすい点も特徴です。また、脳の中に複数のリンパ腫が同時に発生することもあります。一般的に脳リンパ腫は進行が早いため、症状が出始めてからどんどん悪化していくことが多いので、早期発見と早期治療が非常に重要です。治療しなければ数カ月で亡くなります。

２０１７年１月24日（フェイスブックの投稿から）。

今日のZAKZAKの記事から〜

『松方弘樹さんが罹患（りかん）した「脳リンパ腫」は脳や脊髄、眼球などの中枢神経系にできる悪性腫瘍で、発症率が10万人に1人ともいわれる非常にまれな病気だ。

医学博士の○○氏によると、初期症状としては、片目が急激な視力低下に見舞われることが多いという。腫瘍ができた位置によっては、身体のまひやけいれん、言語障害、人格の変化といった精神症状などが出る。

なぜ発症に至るのか詳しい原因はまだよく分かっていないが、発症すると数日〜数週間単位で進行していくのが特徴だ』

まさに、これ、私の時と全く同じ。一ヶ月ちょっとで、片目が見えなくなって、歩けなくなって、身体がけいれんして、上手にしゃべれなくなった。

本当に、本当に、今、生きているのは奇跡だと思う。発症率が10万人に1人ならば、何人の人が治るのだろう。命を大切に生きていきたい…。

14章　そして入院

2015年7月10日、脳の生体検査をシーダーズ・サイナイ病院で受けて、その後、即、入院。この頃の記憶は、なんといっても脳悪性リンパ腫4期だったので、本当に途切れ途切れしかない。眼は片目しか見えないし（両方の眼で見ると、物が二重にダブって見えるため、片目をつぶって見ないと、視界が定まらない）、歩けなかったし、普通に喋れなかった。

右半身が不自由になり、右目のほか、顔面、舌、手先などに麻痺がおきていたらしい。立つこともできなかったようだ（覚えていないから、家族に聞いた話。食事中は、ビブ＝よだれ掛け、を付けていたと言う…）。

6月ごろ、たまたま自宅に、お見舞いに来てくれたクライアントさんが、上手に歩けない私をみて、「私の実家の父が、足を怪我した時に使った車イスがあるから、使って」と、車イスを持ってきて貸してくれたので、医者に行く時は便利だったし、室内では、車輪がついた仕事用のデスクチェアーを、トイレに行く時などに、移動に使っていた。

7月、検査（と言っても、脳内の組織を取るので、ほとんど手術）の後、家族が病室にお見舞いに来てくれたのですが、その時ちょうど夕食で、私が食べようとしても、体が震えて、上手に食べれなかった時、下の息子が『なんで震えてるの？（Why are you shaking?）』という素朴な疑問に「お母さん、病気だから」と答えるのが、精一杯だったのを覚えている。子供の前では、なるべく普通に過ごしたかったけれど、身体が思うように動かない。

そしてこの日、トイレだけは、歩けない足で、看護師さんに手伝ってもらって、歩行器を使って歩いていったのを覚えている。子供の前で、簡易トイレを使うのは辛すぎた…。

入院後、私はたくさんの検査を受けた。どれくらい会話能力があるかのスピーチの検査、飲み込む力を調べる検査、記憶力を調べたり、運動能力を測るなど、とにかく、最初の数日はいろんな機械が病室に持ち込まれ、色々と調べられた記憶があるが、詳しいことは覚えていない。

私は、飲み込む力が弱っていたらしく、入院後はしばらく、水を飲ませてもらえず、トロッと加工をした水（普通の水だと、飲み込む時に気管に入ってしまうので）を与えられていて、食事も、ブレンダーにかけた物だったので、ビーフを選んでも、チキンを選んでも、見事に粉砕されてくるので、私的には「ゲロ」にしか見えず、辛かったのを覚えている…。

とにかく、最初の入院（7~8月）の頃の記憶はあまりなく、食事の時はボランティアさんに食べるのを手伝ってもらったこと（震えるので、自分で食べられない）、トイレもやっとベッドの上で使えるようになったこと（これ、寝たままするって、大変なんです）、そして、ひたすら、早く、絶対に生きて家に帰りたいと思っていたことを覚えている。
子供たちを母親なしっ子にはしないって、強く心に決めていた。
今でも、この頃の細かい記憶はないのだけれど、それでも、これを書いているだけで、泣けてくる。潜在意識が辛かったことを覚えているのだろうか。

とにかく、入院しても、治療をしてもらわなければ、体調は改善しないので、担当医に「早くキモセラピーを始めてください」とお願いしていた。そして、8月に入って1回目のキモセラピーを受けれたのだけれど、思ったより、自分の体調が改善されなくて、がっかりしたのを覚えている。

そして、ドクターが作ってくれた私の治療スケジュールは、一旦退院して、数日後にキモセラピーを受けるためだけに5日間ほど入院、そして帰宅して、また数週間後に入院してのキモセラピーを繰り返す、という物だった。
保険の関係で、ずっと入院したままで治療を受けるのが、できなかったらしい。

だから、病院にいた時は、理学療法士さんや、作業療法士さんの指導のもと、歩く練習（リハビリ）や視力を取り戻す訓練を受けていた。そして、視力に関しては、一ヶ月くらいで眼鏡にプリズムを貼ってもらって、両眼で世の中が見えるようになっていた。

歩くのは、歩行器を使って、ゆっくりだけれど、どうにか歩けるようになっていた。もう本当に、毎日のリハビリは、とっても辛かったけど、効果が出てるので、頑張れた。

8月下旬、2回目のキモセラピーで入院した頃は、もうすでに副作用で、口内炎が酷くて、クリームソース物しか食べられなくなっていた。乳がんの時のように、髪の毛が全部抜けることはなかったけれど、それでも、キモセラピーの副作用はキツかった。自宅に戻った時に、作るのが簡単だからと、そぼろを作って、死ぬほど口の中が痛かったのを覚えている。

本当にあの頃、どうやって自宅で過ごしていたのかわからない。きっと家族みんなに支えてもらっていたんだろうな。

8月の末、シーダーズ・サイナイ病院でドクターアポがあり、そのあと、眼医者のアポがあったのだけど、この日、アポ取りの担当者がなぜか私のアポを見落とし、3時間くらい待たされる羽目になった。そして、待っている間に、どんどん寒気がして、自分で、体調が悪化していくのがわかったくらい。

そして、ウチに帰った時には、熱が出ていた。

そして迎えた、9月1日。私の誕生日である。

救急病院に行こうという夫に、「誕生日に医者なんか行きたくない。たくさん、迷惑かけてるから、ウチにいる」と言いはっていた私だけれど（そのまま、ウチにいて、もっと体調が悪くなったら、もっと迷惑なのに、考えてない！）9月2日、さすがに熱が四十度を超えたので、夫がシーダーズ・サイナイ病院の救急棟に私を連れていった。

「あと30分、来るのが遅れていたら、奥さん、助かりませんでしたよ。あなたは、奥さんの命の恩人です」と夫は言われたらしいが、本当に私は、危なかったらしい。

救急病院に着いて、最初に、肺炎と診断され、その後は、4期の脳腫瘍の上に、脳梗塞、心臓発作、腎不全、潰瘍による内出血と、痙攣発作を起こし、自己呼吸ができなくなったらしいです（この頃は、私の意識がないので、後から聞いたことですが）。

私自身の当日の記憶は、救急病院に行ったところまでです。

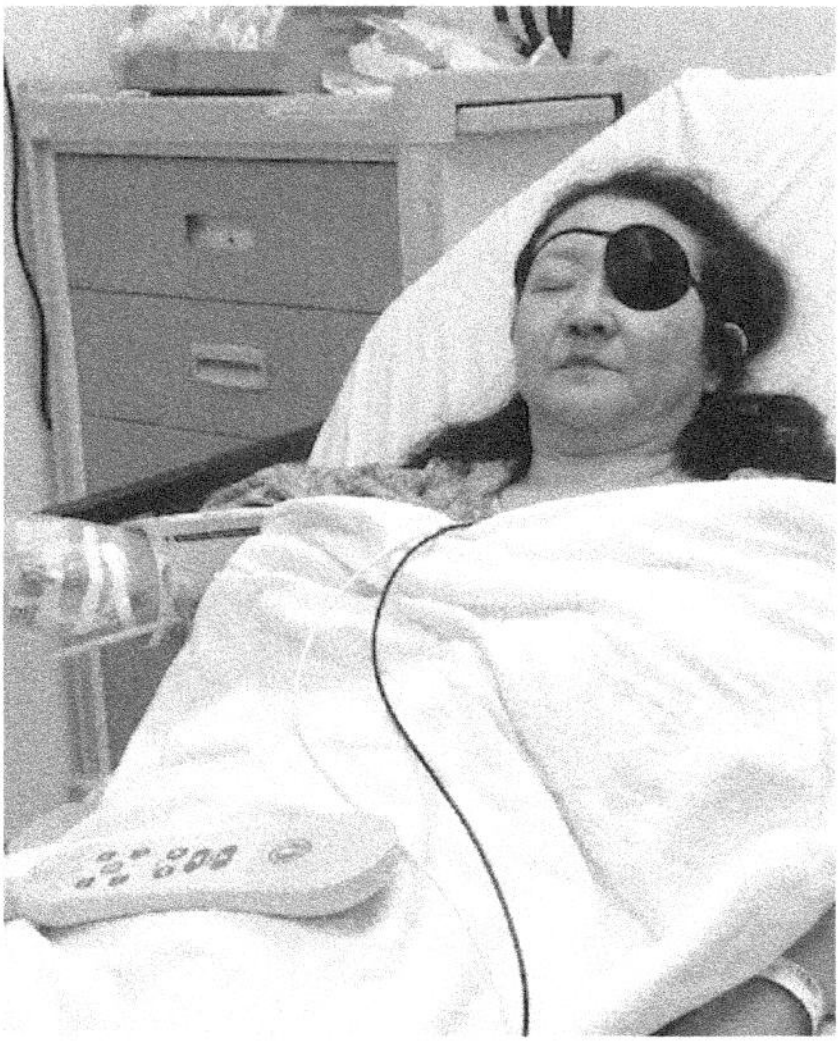
入院後は、物が二重に見えるので、しばらくアイ・パッチ生活。

15章　苦闘

暗闇の中にいた。

真っ暗な中にいて、苦しんでいた。「レットミー、ゲットアウト、ヒアー！」「こっから、出して〜！」「最低、嫌だ〜！」と、必死で叫んだ。

声は出ていない。でも、ひたすら叫んでいた。とにかく、くるしい。真っ暗な中で、何も見えないなか、ただひたすら、もがいていた。


どれくらい、苦しんでいただろうか。突然、眼が見えた。ぼぉっとした視界だったけれど、部屋の奥に、夫が座っていた。「お父さん…」とはかない声で呼ぶと、夫は飛び起きて、私のもとに走ってきた。

「お母さん、眼が覚めた〜！」「起きた」と叫んで、夫は泣いていた。「起きただけじゃない、なんで泣くの？」の私の質問に、夫は「お母さんずっと、何日も起きなかったんだよ」と。

後から聞いたのだけれど、私はなんと8日間もの間、生死を彷徨っていたらしい。意識不明の危篤状態だったというのだから、夫の喜びも半端じゃなかったはずだ。

そして、今でも、私が目覚めた時に、夫がそばにいてくれて、本当に良かったと思う。とにかく、集中治療室では、意識不明の患者さんばかりなので、看護師さんたちは、モニターが異常を知らせて（死にそうですと）鳴らない限り、あまり巡回をしてこない。
そして看護師さんを呼ぶ「ナース・コールのボタン」も、意識不明の私の手元にはない、つまり、自力では、看護師さんを呼べない。

私が目覚めたことを、すぐに夫が看護師さんに連絡して、駆けつけたドクターと看護師さんに、喉に入れられていたチューブを外してもらって、呼吸が楽になったのを覚えている。
本当に、夫がいなかったら、いつ、私が目覚めたことを、医療スタッフに気がついてもらえただろうと思うと、ゾッとする。

この夜のことは、これ以上、記憶にありません。きっと、夫の顔が見れて、声が聞けて、久しぶりにゆっくり、安心して眠れたような気がします。

そして、私は、その後、数日間のＩＣＵ滞在が続いたのですが、短いＩＵＣ滞在中は、喉が乾いても、看護師さんを呼べなくて、とっても苦労したことを覚えています。
まず、力が入らないので、ナース・コール・ボタンが押せない。「エクスキューズ・ミー」「ヘルプ・

ミー」と言っても、大きな声が出ないので、病室の開いたドアの向こうを歩くスタッフには、届かない。手を振ってみたくても、手が上がらない。あの無力感は、かなり絶望的だった。「頼むヨォ、ねぇ、気がついて〜」と、何度心の中で叫んだだろうか。

だから、しばらくのICU生活は、苦労が多かったのだけれど、数日間で私はICUから一段ケアがゆるくなる、急性期病棟に移れました。そして、力のない私でもナース・コールが押せるように、スタッフがボタンにちょっと手を加えてくれて、自力で必要に応じて、看護師さんを呼べるようにしてもらえました。

でも、急性期病棟に移ってすぐに、大量に内出血をしたので、再びICUに戻ったりもあったのですが、数日の滞在で、また急性期病棟に戻れて、腎不全を患ったので、まず人工透析の治療が始まりました。

一回3時間以上かかる、人工透析。週に2、3回は受けていた記憶があります。本当に嫌いでした。ランチとか、ディナー時にかかると、ご飯が冷たくなっちゃう。食べることくらいしか、楽しみがない入院生活で、食事が冷たくなるのは、嫌だったなぁ。

でも、後から思い起こすと、後日リハビリ棟で、毎日涙のトレーニングをしたことを思うと、ただ横になって人工透析を受けるだけの方が、ず〜っと楽だった…。

でも、腎臓、治って良かった♥　慢性の腎不全は、一生人工透析を必要とするけれど、私の場合は、一時的な腎不全だったから、本当に治って良かったです。

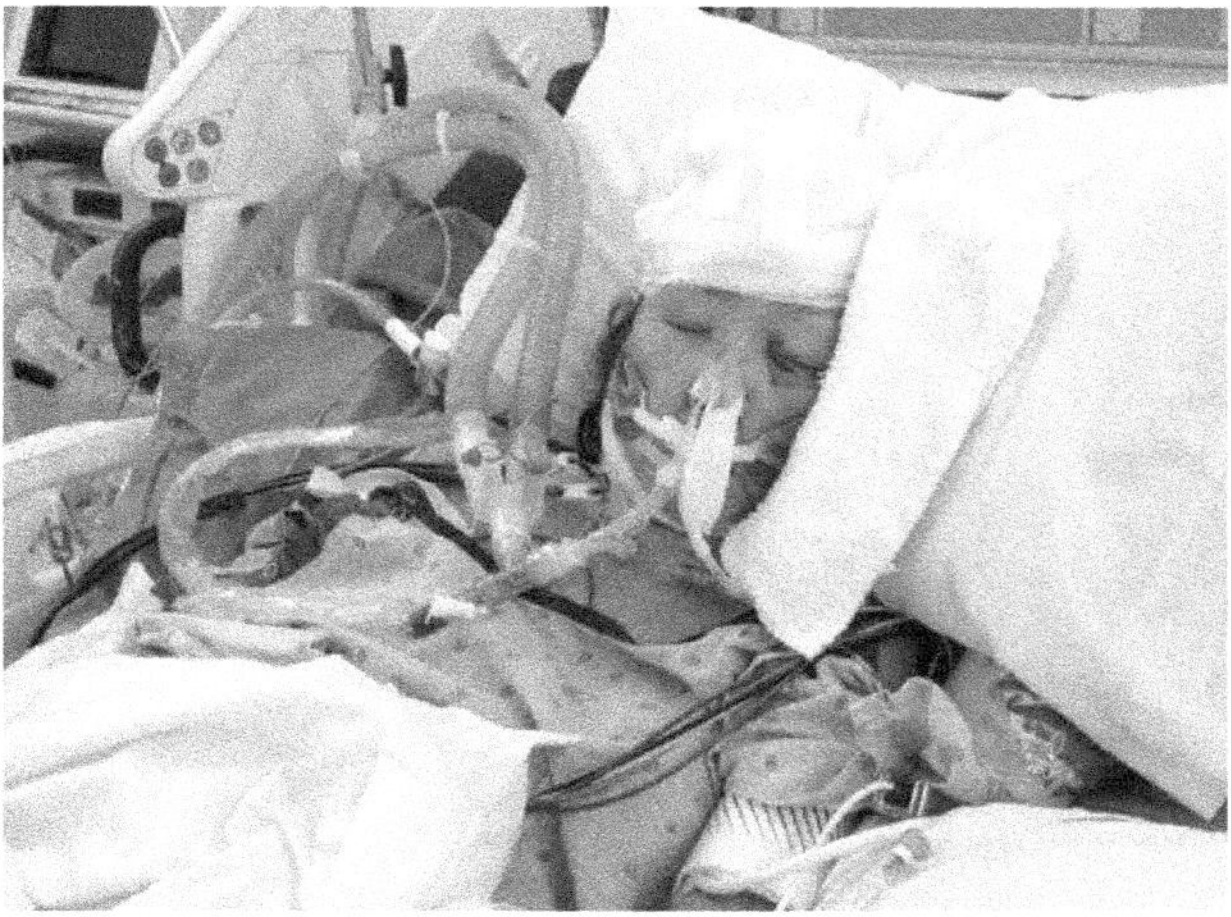
ICU にて。意識不明中

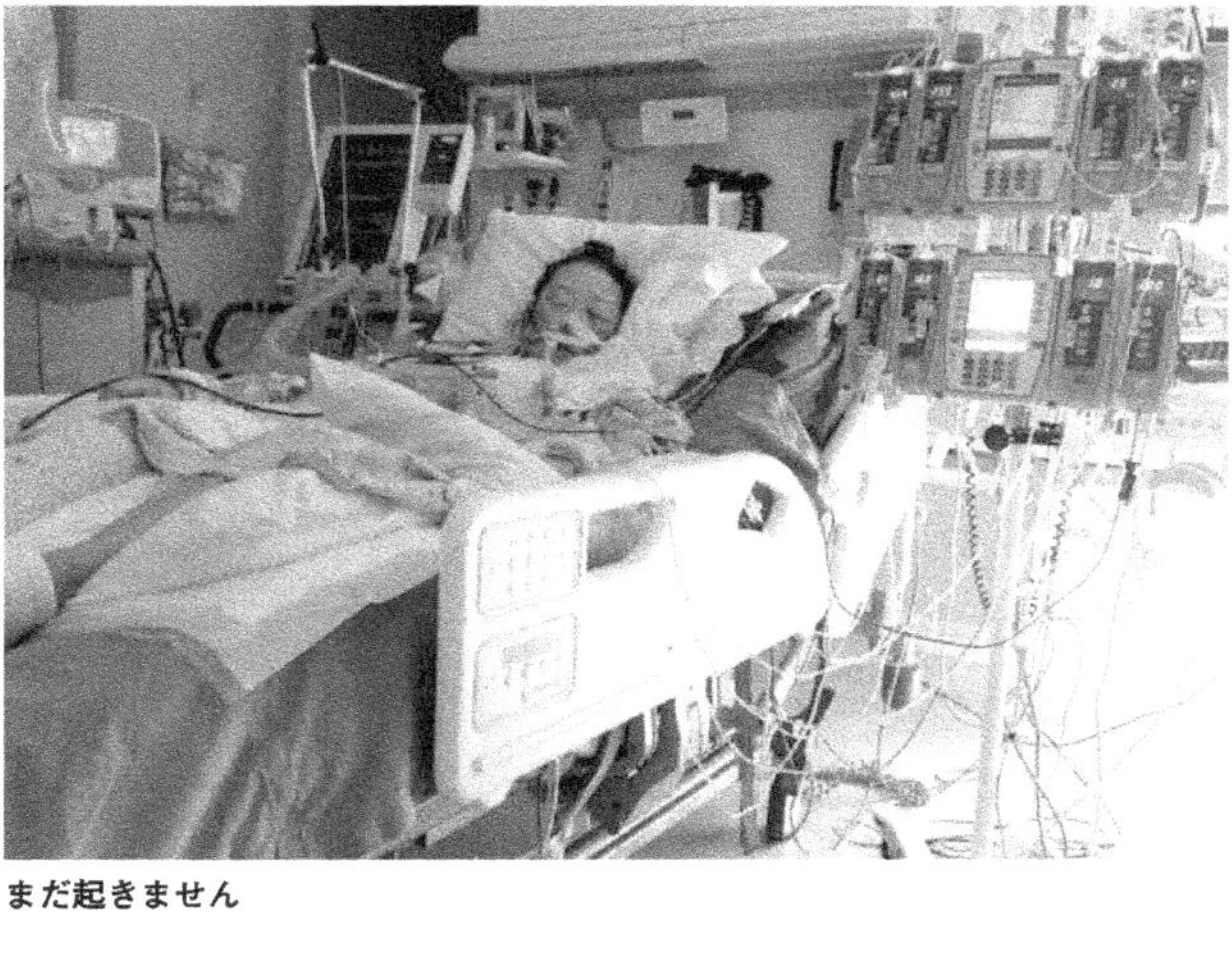
まだ起きません

16章　あなたはラッキーね、素敵なご主人がいて

ＩＣＵ（集中治療室）に入院中の約一週間くらいの間、眼が覚めてから覚えているのは、担当になる看護師さんたちから、次々と主人のことを褒められたというか、私がいかにラッキーかと言われたことだった。

書いたように、この頃の記憶は、あまりない。それでも、たくさんの看護師さんたちに、同じことを言われたのを覚えているってことは、やっぱり、たくさん同じことを言われたのだと思う。

彼女ら曰く、うちのご主人は、意識不明で寝たままの私の元に、毎日来ては、ずっと椅子に座って、私が起きるのを面会時間が終わるまで、じっと待っていたって。

そして、聞いたのは、ＩＣＵにいる患者さんは、基本、意識不明で起きていないから、お見舞いに来ても寝顔を見るだけ。大抵の家族は、最初は来ても、患者さんは寝たままなので、そのうち来なくなるそうで。

そうやって、お見舞いの家族が来なくなるＩＣＵで、私の主人は毎日来ていたから、看護師さんたちはみんな、「なんてラッキーな奥さんでしょう。素敵なご主人がいて」と思ったらしい。

そして、入院患者の半分は生きて出られないというＩＣＵで、一週間以上して私が目覚めた時は、看護師さんたちは、私の主人の祈りが通じたんだね、と、自分のことのように喜んでくれたようだ。

後から、息子に、私が意識不明の頃の話を聞いたら、「お父さんは、お母さんがＩＵＣにいる間は、本当にお母さんのことに一生懸命で、夕方、会社から帰って、俺たちにご飯食べさせたら『後片付けしておいてね』って言って、ダッシュで病院に行ってた」らしい。

私の大事を夫から連絡を受けて、すぐに日本から飛んできたくれた共通の友人は、後から私に、以下の文を、ラインで送ってくれました。

――私は始めから、キャズさんの命を引き止めるために、ロサンゼルスに行きました。

不思議です。絶対に引き止める、そう強く思って居たので、涼くん（私の夫）に私が行くこと伝えて。ずっと話しかけて。お願い。そう言って飛行機に乗りました。

ロサンゼルスについてから、私は今日は何日、今何時、昔のお思い出やこれからの思い、昨日の出来事、今日の出来事、子供たちの様子、ずっとお話しを続けました。

「頑張れ頑張れ」と言い続けました。

時々、少しだけ目を開けて、反応してくれているように思いました。

涼くんは、深い悲しみに言葉を失って居たはずです。でも信じてやっとの思いでも、約束通り、ずっとキャズさんに話しかけてつないで居ました。

涼くんがキャズさんを絶対に放さなかったのです。涼君でなかったら、キャズさんはもういなかったかも知れない。そう思います。

「どんな形でもいい、キャズに生きていて欲しい」と言ってました。

そして私も妹さんもお母さんも、日本のみんながキャズさんを引き止めた、そんな気がして居ます――

これを今、書いていても、涙腺がゆるみっぱなし。本当に、主人にはお世話をかけた、心配をかけたと思うけど、今私が「いろいろ心配かけたね、ごめんね」というと、必ず、「いいじゃん、今は元気なんだから」とあっさり言う夫。

ＩＣＵから出ても、その次には、鬼のようなリハビリが続き、車イス生活になり、数年後にはまた脳腫瘍が再発して、出口の見えない治療がこのあと続くのですが、２０２０年、私はまだ生きていて、優しい夫に支えられて、外出禁止令の最中、病院にだけは、治療で通えています。

主人に運転して、連れて行ってもらってます。


3月下旬から、私のビジネスは止まったままですが、幸い、ずっと仕事が順調だったので、貯金もある。

そして、治療中とはいえ、今は、予防の治療で、がんは発症していない（だから、治療が楽）。

たくさんのピンチを乗り越えてきたんだから、今度も大丈夫、生きていく使命がある限り、私は死なないと確信しています。

17章　お姉ちゃんは、アンビリーバボーだって

ＩＣＵで目覚めた翌日、日本から来ていた、妹と主人のお母さん、そして主人の妹の息子（甥っ子）が病室に来ました。来るなり妹が、「ドクターたちが言ってたよ、お姉ちゃんは、アンビリーバボーだって〜！」と、明るい声で入ってきたのを覚えています。

「本当に死にかけていたのに、目が覚めて復活した。信じられないって。」

日本から、家族が来ていたことで、私、本当に危なかったんだ、死に目に会いに、みんな来てくれたんだ、と実感しました。私、目が覚めてて、良かった。みんなが見える、みんなと話せる。そして、何よりも、生きてて良かった。

日本からの家族は、前日にも病院には来ていたようですが、私がまた寝てしまっていたので、会って話すことはなく、この日が、初めて会話ができた日でした。

前日、病室でいろいろな管に繋がれ、ピコンピコン、と光りながら音をたてるモニターがうるさい中、大きな機械類に囲まれた、小さなおばあちゃんのような死にかけの私を見て、妹はかなりショックだったようです。と同時に、生きてて、呼吸をしていて、安心したと。

私は最初、日本の家族が来ていることを理解できなかったようで、幻でも見えているのかと言っていたようですが、時間と共に、意識もしっかりして、だんだんと普通の会話ができたようです。

そしてその翌日、1日妹が病室に付き添ってくれて、手が不自由だから（両手の指に、かなりの壊死が進んでいた）、付き添いがいないと不便な私を、助けてくれました。そして、ちょっと食事が取れるようになった私を、手伝ってくれて、とても嬉しかったのを覚えています。

やはり、妹だと、わがままも言える。お義母さんも、きっとよくしてくれるだろうけど、遠慮が入るから、本当に、やっと生きているようなボロボロの時に、妹が駆けつけてくれて、よかったです。

後から、妹に聞いたのですが、私に1日付き添ってた時、オムツ交換の時だけ看護師に廊下に出ててと言われたらしいのです。

戻ると、私が「入院が長くて筋力も落ちてるし、力が入らず動けずで、年寄りでもなく、まだ若いのに、オムツしなきゃいけないのは苦痛。人間の尊厳が失われた気がして恥ずかしいし、やるせない。しかも他人（看護師）に見られ、他人に処理される。感じの悪い看護師もいて、バカにしたような態度を取られることもあって情けない」と涙してたそうです。

妹から、この話を聞いて、改めて思い出しました。入院って、本当に人間としての尊厳が揺らぐって。妹も、辛かったようです。私の病気の事実・深刻さだけでもめげるのに、こんなことでもキツイ思いをしなきゃいけないのかって思って。

でも、それでも、入院中は、看護師さんたちのお世話にならないといけません。早く、一人で色々できるようなりたいと思いつつ、これから先には、気が遠くなるリハビリ生活が待ち受けていました。

18章　壊死した指たち

入院中は、色々なドクターが、病室を訪れる。特に私は、多臓器不全で、いろんな疾患があったので、心臓、感染症、腎臓、胃腸科、血液科、そして整形外科医など、それはたくさんの医者がやってきた（でもって、みんなから、退院後にどっちゃり請求書が来て、まじ、泣きたくなった！　退院して３年後に70万円払えって、息が止まるかと思ったよ＝実話）。

本当に、誰が誰だか、覚えるのも大変。

たくさん部屋にやってきたドクターで、ドクター・ソムと、ドクター・ポガッチの二人は、パートナーで一緒にクリニックをやっていて、ソム先生は、再建手術の専門医で、私の指の担当をしてくれました。で、ポガッチ先生は、足専門の整形外科医。

眼が覚めてから見た、私の両手指は、ほとんど真っ黒だった。

ドクター・ソムが、「右手の親指は、壊死が進んでいるから、時間を見て、切断の時がきたら、切ることになるだろうけど、他の指は、毎日マッサージをしたら、蘇るかもしれないよ」と言われたので、私は本当に毎日、一生懸命に自分の真っ黒になった指をマッサージした。

そして今、私の他の９本指は、ちゃんとある。この頃の私を見舞ってくれた友人たちは、みんな驚いている、「あんなに真っ黒だった指が、普通に肌色になってる！」っと。

ただ、右手の人差し指の先の神経はなくて、感覚が鈍い。いつか戻るかなぁぁと思いつつ、もう4年以上。多分、この指先は、もう神経が通らないままだろう。でも、指先まであるのとないのでは大違い。人差し指があって、良かったたって思う。

そして、左足。こっちも指が壊死していて、ドクター・ポガッチは、なるべくたくさんの指を残したいから（歩くのに支障が出るから）小指と薬指はダメだと思うけど、他を残したいと言ってくれました。結局、切断は、左足の小指と薬指だけで済んだのですが、親指は曲がらないし、他の2本の指は激しく曲がっている為（つまり、真っ直ぐにならない）この高さのある足に合う靴を探すのが、退院後、大変でした。

そして、どうしても左足は、踏ん張りが効かないので、今は、自宅内とか、駐車場までは、ゆっくりとブサイクに歩けますが、長距離は無理。家族に車椅子を押してもらっています（病院とか、ショッピング・モールとか、映画館とか。スーパーマーケットでの買い物は、押し車のショッピング・カートが、歩行器の代わりで支えになるので、マーケットでは歩けます）。

ドクター・ポガッチ曰く、最初に担当になりそうだったドクターは、私の足には、足首からの切断を勧めたそうなんですが、ドクター・ポガッチは、それでは、クオリティ・オブ・ライフ（生活の質）に支障が出るからと、なるべくたくさんの指を残せるように努力してくれたそうです。ここでもそう、良いドクターとの出会いは大切です。

今後の章で、指の切断＋リハビリについては触れますね。

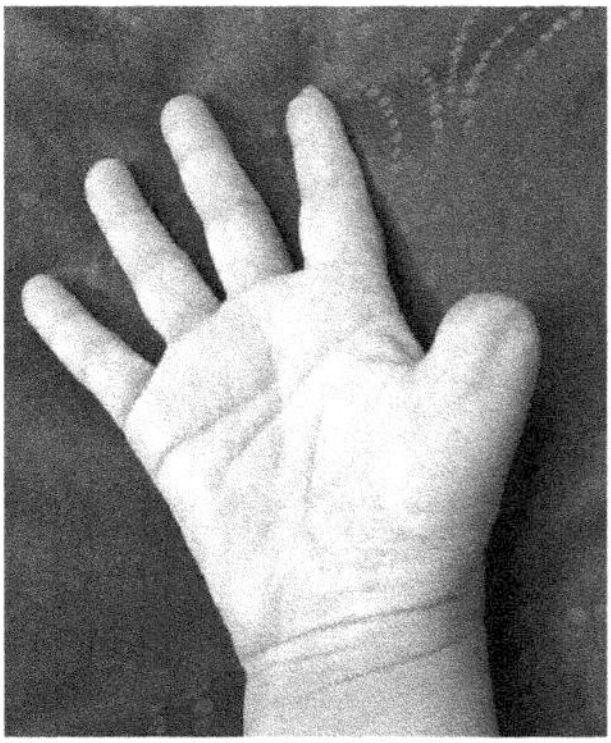

現在の私の右手

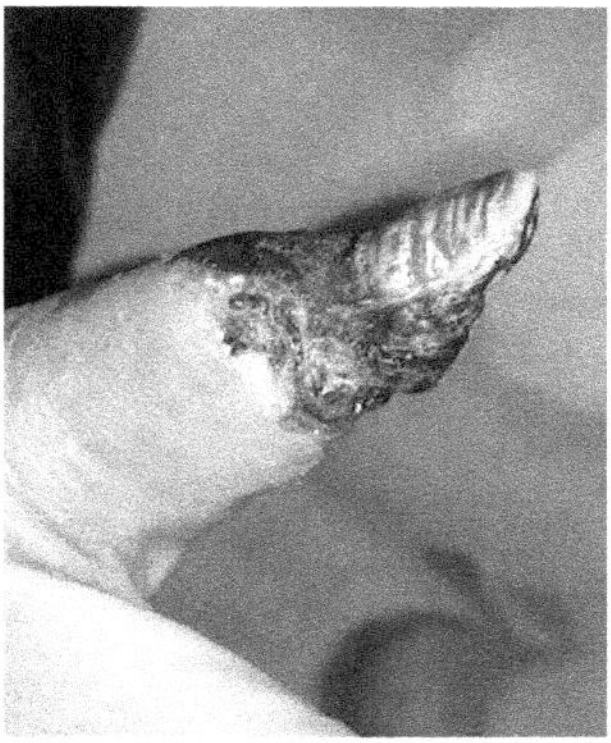

切断前の親指

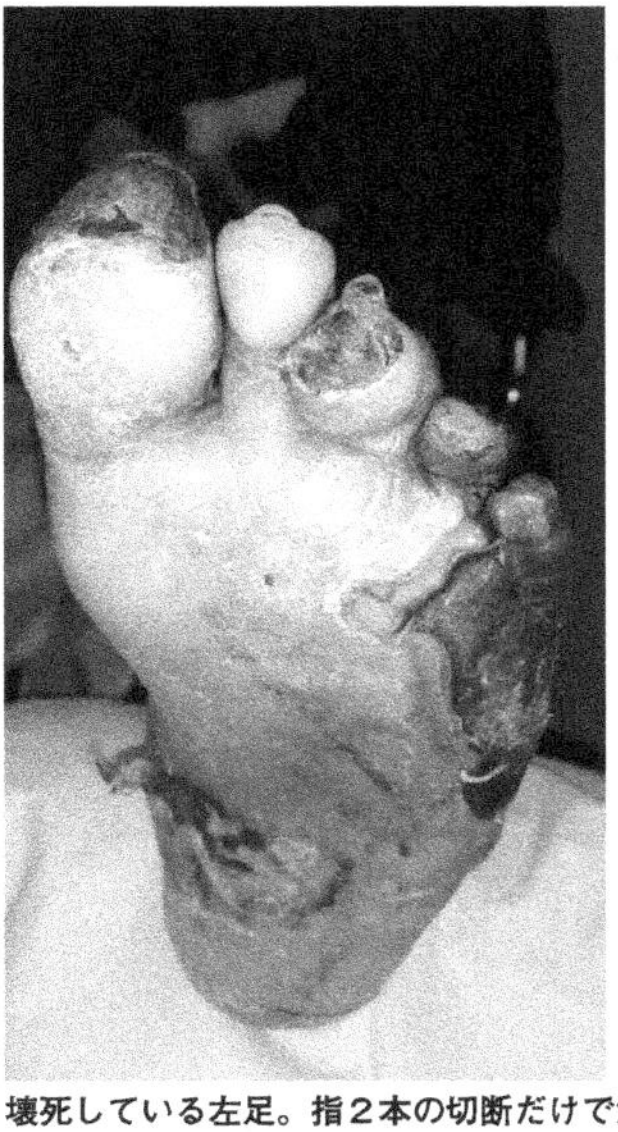

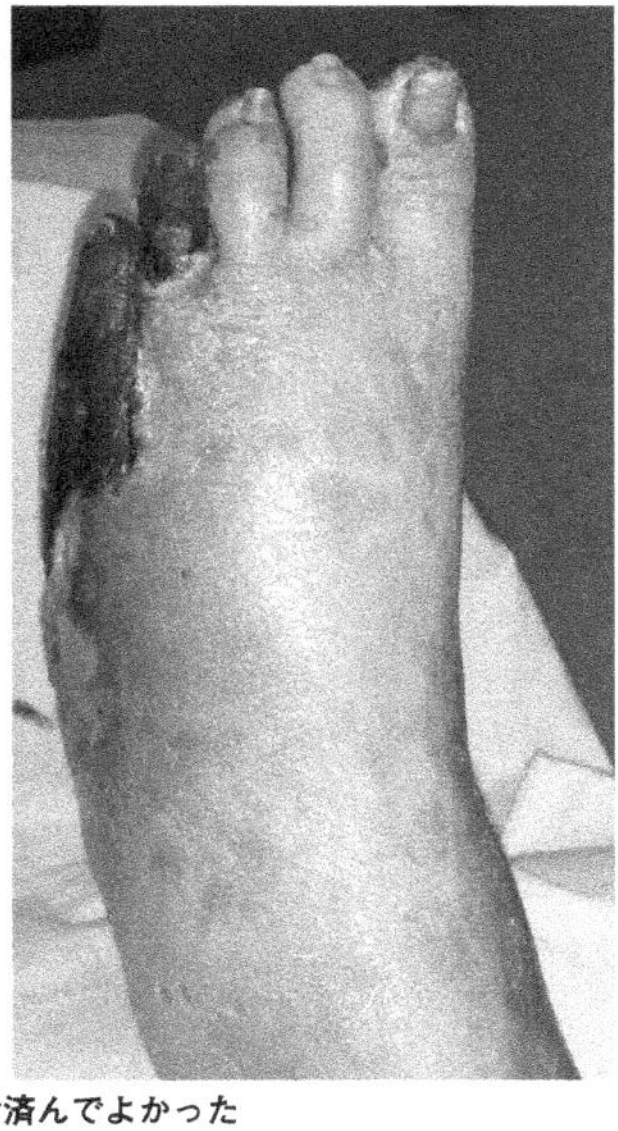

壊死している左足。指２本の切断だけで済んでよかった

19章　リハビリ棟に移って

10月になって、私はリハビリ棟の病室に移った。

急性期病棟にいる時から、ドクターたちからは、「早くあなたをリハビリ棟に移したい」とさかんに言われていたんだけれど、出産以外では入院初体験の私には、その意味がわからなかった。

そして、リハビリ棟での生活が始まったのだけれど、まず、最初は、ベッドから起き上がることから始まった。


それまで、約一ヶ月、ずっと寝たきりだったので、看護師さん二人が、私を両脇で支えてくれながら、どっこいしょとばかり立ち上がろうとするんだけれど、全然、力が入らない。立てない！　自分が大人になってから、自力で「立ち上がる」ことができなかった経験なんてないので、もう大ショック！

いつだって前向きで、ポジティブ志向、あきらめない、くじけないがモットーの私が、マジで「私、もう二度と立ち上がれないかも？」との想いが胸をよぎり、心が硬直しました。


気がついたら、体重は10キロ以上も減っており、筋肉が落ちてしまって、手足はガリガリ。乳がんの後、胸の再構築手術を受けていたので、胸だけピチピチ（笑）、「私はエイリアンか！？」と思ったほどでした。

そんなフラフラな私は、看護師さんたちに支えられて、まず、立つ練習。それからは毎日、理学療法士さん付きで、立って歩く練習。

セラピストがいない時間は、寝てちゃダメ、最低3時間以上は、座っていること、と指示が出され、自室で椅子に座ってテレビを見たり、食事をしたり。でも、座っているって、病人にとってはそれなりに辛くて、「あぁ、横になりたい〜」と、思っていました。

そして、この初期段階では、確かセラピスト付きのリハビリは、一回30分くらいを、1日に数回するくらいでしたが、これが辛い。毎日、毎日、泣いていました。悔しくて。

だって、当たり前に立つことも、たったの一歩を踏みだすこともままならない身体。効き手の右の親指は、壊死してるから、歩行器を持つにも、しっかりにぎれない。

左足の指も壊死してるから。立つだけでも大変。そんな状態で、他の身体の筋肉も落ちちゃってるから、フラフラです。

毎回、必ず、セラピストさんが、終わりに「もう一回、やりたい？（Do you want to try it again?）」と聞くので、悔し涙を浮かべながら、必ず「やりたいわけ、ないじゃない！（Of course NOT!）」「でも、やっぱり、やるよ（But I'll do it anyway…）」というやりとりがあって、私はまた、リハビリに挑戦してました。

たった数メートルを、手すりにつかまって歩くこと。たった一段の階段を登ること。すべてが、果てしなく大変なことで、本当に、悔しくて、情けなくて。でも、本当に、歯を食いしばって頑張った。

そのほかにも、記憶力を試すリハビリ（つまり、クイズ問題を解かされる）、作業療法士さんと一緒に、モデルキッチンで台所用品の扱い方の練習（親指のない効き手でフォークを持つか、左手を使えるかなど）や、自分での衣服の着替え方、ボタンのつけ外しなど、色々と、これから一人で、できるようになるための訓練が行われた。

最初はできないことばかりで、ちょっと前まで、何の問題もなくできていた日常の行動、動作ができなくなっていた自分が、悲しかった。

でも、あの頃のことを思えば、今、右手の親指と、左足の薬指と小指は切断されてないけれど、残りの機能を思いっきり使って、かなり普通に生活ができている私は、本当に幸せだと思う。

視力は戻ったし、喋れるし（脳梗塞をしたので、たまにロレツが回りにくいと感じますが、まぁ、普通）、ゆっくり、短距離なら歩ける（だから、トイレも自分で行ける）、指も9本を駆使して、昔ほどの速度と的確さは無理だけど、キーボードも打てる。少しなら、立ち続けることもできるので、短い時間なら、キッチンにも立てる。親指がないので、硬い物は力が入らなくて切れないけれど、柔らかい野菜なら、包丁も使える。

何より、仕事が続けられていることが嬉しい。本当に、がんには感謝こそできませんが、乳がんになったことがきっかけで起業したので、人生の転機だったと思っています。

2015年に大病をして、入院生活を経てから戻って、さてそれから何か新しいビジネスを始めるなんて、とても無理だったと思うので。

人生、色々と嫌なこと、めげること、凹むことがあると思いますが、その度に立ち上がって、一歩成長していこうという気持ちがあれば、人生、結構ひらけていく物だと思っています。

20章　お母さんには、息子が二人いる

10月11日、日曜日。週末なので、主人が二人の子ども達を連れて、お見舞いに来てくれた。上の子は、じゅの（石田珠乃・当時16歳）。下の子は、ひゅうご（石田彪悟。当時11歳）お姉ちゃんと弟だった。

この日、じゅのが、おもむろに「今日は、ナショナル・カミング・アウト・デイだから言うけど、アイム・ア・トランスジェンダー・メイル、男の子なんだ。お母さんに、息子が二人いるって、知ってて欲しかった」と、私が万が一死んだ時は、私の子供が二人、息子だったとわかっていて欲しかったと言った。

とってもびっくりしたけど、これを私に伝えるには、なんて勇気がいったんだろうと思うと、じゅのが愛おしくて、涙がこぼれた。そして、じゅのを抱きしめた。

「じゅのが男の子でも、女の子でも、お母さんの子供には変わりないよ。ただ、ハッピーでいて欲しいだけで、何も変わらないよ。」二人で抱き合って泣いた。

多くのトランスの子供達と同じようにじゅのも、親から見放されたり、縁を切られたり、毛嫌いされたりしたらどうしようと、大きな不安があったようです。

「お母さんが、そんな心が狭いわけ、ないでしょ！」と涙ながらに言うと「そう思ってたけど、わかんないじゃん」と、泣きながら返事がきた。

ベッドサイドにいた夫に…「お父さんは知ってた？」と聞くと「いや」と首を横に振って、まだびっくり顔。

「ひゅうごには言ったの?」と聞いたら「うん、ちゃんと説明して、わかってもらった」と。何をどう具体的に話したのかは、今も知らないけれど、姉+弟時代はよく喧嘩をしていた二人が、以来、とても仲が良く、一緒にいろんなことを話し合ったり、家の中の用事を分担してやったり、ゲームをしたりしている姿を見るので、母親としては、微笑ましいと思っている。

物心ついた時から、トムボーイで、小学校に入った頃にはスカートや、ひらひらした服は、モデル仕事以外では着なくなったけど、単にボーイッシュで、ゴタゴタした女の子っぽい飾りが嫌い、シンプル志向な女の子だと思っていた。

でも今、自分がトランスジェンダー・メイルだと自我が確立されていて、それを自分の生きる道だと受け止めているなら、親として、最大限にサポートしてあげたい。

いくら、いろんなことに寛容で、考え方に幅のあるアメリカでだって、偏見はある。差別もある。これからの人生、たくさん、しなくていい苦労があると思うと、心が張り裂けそうだけれど、じゅのが幸せな人生を送るためには、必要なことなら、親として、人生の先輩として、できる限りのことをしてあげたい。

そして、この時から、私と夫は、じゅのの1番の味方、サポーターであると、自負している。

じゅのが十八歳になってすぐ、私たちは早朝から裁判所に、出生証明書の性別を書き換える手続きに連れて行って、アメリカの戸籍上の性別を「男性」にしたたし、日本に遊びに行くためのアメリカの新しいパスポートも、男性で取り直した。

その手続きは、結構大変で、3回も出直さなければならなかったから、取れた時には、じゅのと二人で大喜びをした（手続きに行くのだって、ロサンゼルスだと、私が運転していくため、大変です＋私は車イス移動）。

トランス＆ゲイの子供を持つ家族のミーティング、専門医との診察や、カウンセリング、たくさん、一緒に行った。

あの子が毎週打っている、男性ホルモンを薬局に取りにいくのも、私たちがする（私がたくさん薬局にお世話になったいるため、ついでですが）。

今、たくさんのいい友達に恵まれ、毎日のように、いろいろな話をしてくれるじゅのは、とても楽しそうで、幸せそう。見ていて、嬉しい。

下のひゅうごも、おしゃべりが大好きで、毎晩の夕ご飯時は、彼からのお話を聞かなければならない。

なかなか、聞き流せるレベルの話が多いので、適当に相槌を打っていると、「ちゃんと聞いてる？」と、時たま入るツッコミに焦りながら、お母さんは、ゆっくり彼のお話を聞いてあげる。

基本的に上の子と下の子の話題レベルは違うので、聞く方の姿勢が変わってしまうけど、それでも、親に話ができることは、大切なことだし、親に聞かせたいことがあるのは、素晴らしいこと。

特にひゅうごは、まだまだ母親に甘えたい三歳の時に、私が乳がんを発症して胸の手術をしたから、抱きしめてあげられなかった。

「膝から下しか、ハグ、ダメなの（涙）」と、お願いしていた。本当に、もの心ついてから、私は、ずっと病気をしている。運命かもしれないけれど、それが時々、とっても辛い。

さすがにティーンエイジャーになった今は言わないけれど、私が退院してきた（まだ小学生の）頃は、しょっちゅう、「お母さん、五百歳まで生きてね！」ってお願いされていた。

ひゅうごは、今年で十六歳、じゅのは二十一歳（カリフォルニアで成人の歳）。だから、私、まだまだ死ねません。高校生と大学生の子供たちが、もうちょっと歳を取るまで、見届けたい私です。

21章　一旦帰宅＋足の指の切断入院

２０１５年10月下旬、鬼のような連日のリハビリが功を奏してか、ウォーカー（歩行器）を使って部屋の中くらい、ゆっくり移動できるようになって、私は一旦、退院の運びとなった（保険の関係で、もう続けての入院ができなかった）。

そして、真っ黒に壊死した左足の薬指と小指、そして右手の親指をつけたまま、患部をグルングルンに包帯を巻いた状態で帰宅。

そして帰宅した翌日、午前中、家族がみんな出かけたあと（夫は仕事、子供たちは学校）、歩行器を使ってトイレに行ったのですが、バランスを崩して、廊下で転倒。携帯をベッドサイドに置いたままだったため、廊下で横たわって固まること数分。

自力では、立ち上がれない。歩行器も、倒れている状態から、起こして使えない。ほんの十メートルほど先のベッドが、果てしなく遠い。

果たして、私は、軍隊の訓練の如く、ほふく前進をして、肘と上半身を使って、ベッドサイドまで辿りつきました。この時は、よくテレビのコマーシャルで見る、シニアの方たちが転んだ時に緊急で助けを呼ぶベルのことが、頭の中を回りました。

結局、私はそういった緊急ベルは買わなかったのですが、翌日からスケジュールを組んで、自宅滞在中は、近所に住むクライアントさんや友達に来てもらって、ちょっとした介助とお見舞いをお願いしました。

本当に、周りのみんなに支えられての闘病です。

そうして、万が一、また転んだ時の対策は整ったのですが、実際、この帰宅中の1番のチャレンジは、シャワーだったですね。

退院時に、シャワー用にイスは購入して、自宅に持って帰っていたけれど、とにかく、右手と、左足を「防水」しないといけない。

包帯を巻かれた手と足に、ビニール袋をかぶせて、テープでしっかり+ぴったり巻いて…。毎回、大変だったのを覚えています。

とにかく、シャワーに入る前に、主人に手伝ってもらって、手首+足首に防水処理をしてもらい、シャワー椅子を使ってシャワーを浴びて、出る時には、また主人を呼んで、出るのを手伝ってもらう。洗った髪は、左手しか使えないので、自分でドライヤーが使えないから、主人にかけてもらう。

本当に、介護って、大変なんだと、してもらっていて、思いました。

そして、色々と日々の生活での、悪戦苦闘を経て、数週間の自宅滞在後、11月中旬、再び入院。

今回は左足の太腿の皮膚移植をして、12月には 壊死した2本の指を切断すると聞いていたつもりだったのだけど、これが私の思い違いだったようで、この入院で、足の指の切断が行われたのでした。切断手術を受ける覚悟はしてたけど、まだ先のつもりで、「明日、足の指、切断ですよ」って入院するなり突然に言われても、気持ちが付いていけない。

急な知らせに、前夜、悲しくて、涙が止まらなかった…。気持ちは、皮膚移植って思っての入院だったから、心の準備が。でも 命に比べたら、小さい足の指を失うのなんて、大したコトじゃぁない。だから私は ラッキーだと 思わなくちゃ～!と、一生懸命に、自分を励ましながらも、ずっと夜中、病室のベッドでぐすぐすと泣き続けました。

たとえ小指でも、自分の身体の一部が切り取られるのは、悲しい。乳がん手術で、胸にお別れをいう時も辛かったけど、あの時は、後から再構築で、新しい胸ができたから、まだ救われた。でも、腐ってしまった指をつけたままでは生きていけないので、とにかく、「生きていく為なんだ」と自分に言い聞かせて、翌日、手術に臨みました。

そして、一週間ほどの入院を経て、11月のサンクス・ギビングの連休前に退院して、自宅に戻りました。

左足の指、2本切断した為、右足でしか立てない状態で、もちろん、足の指を切断したのですから、超痛くて、痛み止めたくさん飲んで、それでも痛くて、すっごい不便で大変な生活が待っていました。

左足を地につけられないので、この時は自宅内も外出も、車イスが私の新しい仲良し。自宅マンションが、車イスで移動できるだけの広さのある部屋で良かったと、つくづく思いました。

そしてサンクスギビングの連休を、家族と一緒に過ごせたのは、嬉しかった。ディナーは作れなかったけど、お店から出来合いのセットを買って来て、みんなで囲んで食事ができました。

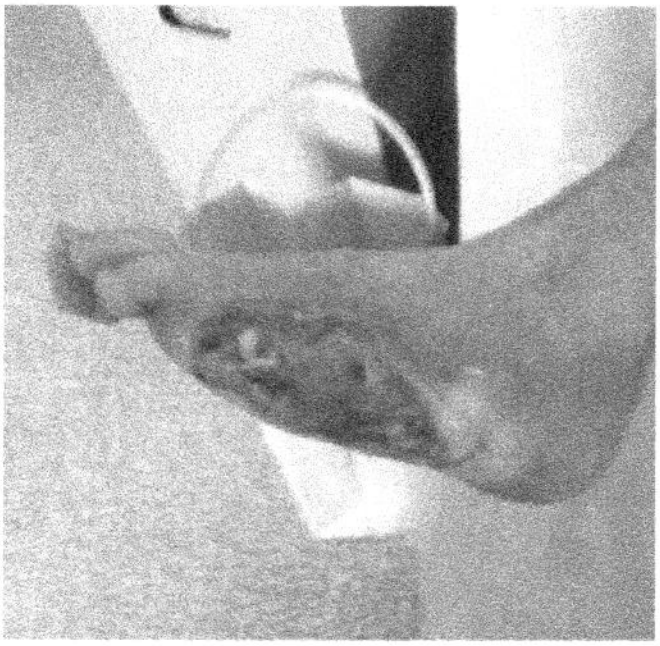

足の指の切断部、術後すぐ、2015 年 11 月

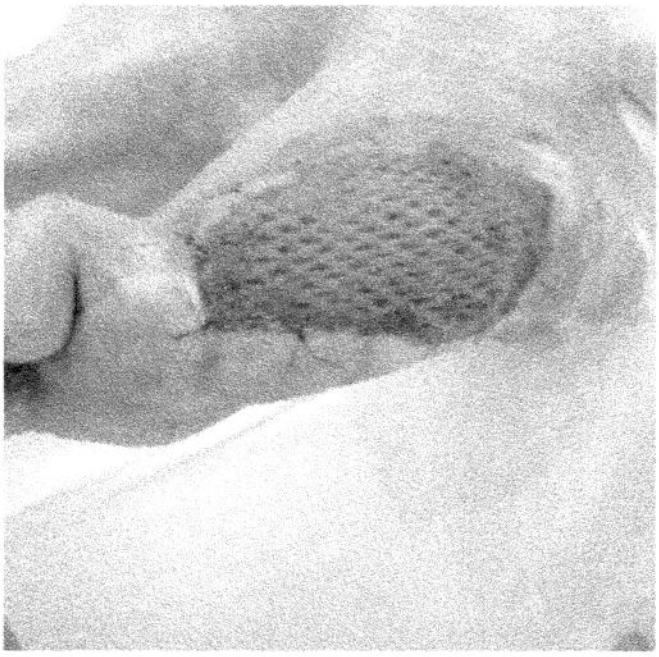

皮膚移植後の、患部

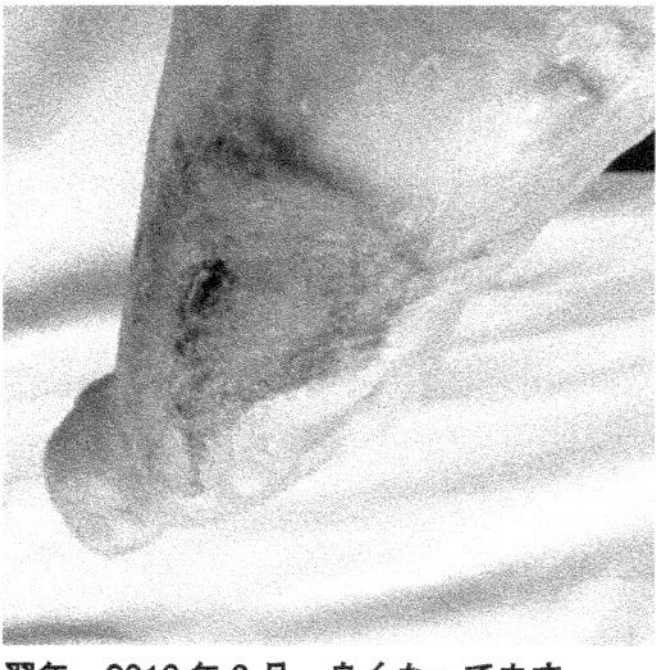

翌年、2016 年 3 月、良くなってます

22章　伝説的なドクター達・病室での1日

さて、2015年も秋から冬に差し掛かり、私の入院体験も、7月から8月下旬、9月から10月下旬、そしてちょこちょこと一旦帰宅が入る中にも、また11月+12月と続き、最終的には、2016年の1月中旬まで、続きました。

年末の頃のお話は、後の章で触れますが、ここでは、通常の病室での出来事に、ちょっと触れたいと思います。

まず、朝。毎朝、4時過ぎには、採血の係りの看護師が来て、1日の病院生活が始まる前に、血液検査の結果が、それぞれ担当のドクターの元に届いていないと始まらないってんで、まだしっかり暗い朝の4時とか、起こされます。

特に私は、静脈が細くて、針が刺さりにくく、担当者は、一回に、二度しか、針を刺すことが許されていないので、2回やって、失敗すると、次の交代の人が来るのを待たなければなりません。その上、私は、乳がんの時に、左脇のリンパ腺を切除しているので、採血は、右腕からしかできません。

もう、私の右腕って、本当にかわいそう。しばらく入院しているうちに、あまりに「針の打ち直し」が多いので、首元に、点滴+採血用の、ポータルが埋め込まれました。

でも、夜中にも、数時間おきに、患者さん（私）のバイタル・サイン（呼吸、血圧とか、熱、脈拍など、基本的体調）を確認に来るので、起こされて、調べられます。だから、実際には、4時前にも、何度か起こされています。

専門用語で、私のような患者さんのことを『ハード・スティック（刺さりにくい）』と呼ぶと学びましたが、今でも、病院に行って血液検査をされるたびに、「私は、ハード・スティックだからね」と、担当者に警告をして、（気をつけて、上手に注射針、刺してね、やり直しは、嫌よ）と、心で祈りながら、腕を差し出しています。でも、結局、しょっちゅう刺し直しされてます（涙）。

あと、入院中は、シーダーズ・サイナイ病院の、伝説的と言われるドクター達にも、お会いしました。腎臓器科の、ロドリゲス先生。私は、腎不全をしたので、週に2、3回の人工透析を受けていたのですが、このロドリゲス先生、私が透析を受けている間は、本当にしょっちゅう、病室を訪れて、私の体調の経過を伝えてくれるのですが、来るのが、かならず、「変な時間」。

夜の12時過ぎとか、朝の3時とか、この先生には、普通の常識的な時間に会った覚えが、全くない。私の担当だった色々な看護師さん達にも「ドクター・ロドリゲスって、有名なのよ。変な時間にしか来ないって」と結構言われましたから。

23章　奇跡の寛解、抗がん剤治療がなくなる？

11月下旬に一旦退院し、自宅に戻っていた私は、12月上旬、9月に多臓器不全の危篤状態以来、初めてのMRIによる、脳内の検査を受けました。

もともと、4期の進行性脳悪性リンパ腫の診断で入院していたのだけれど、腎不全を患ったり、血栓ができやすかったので、血管にフィルターを入れたりと、まず、体調を「普通」に戻すことが先決で、脳悪性リンパ腫の治療まで、なかなか行けていませんでした。そして、治療を再開するには、まず、脳内の腫瘍の具合を調べなくちゃと、MRI撮影となるのです。

12月に入って、やっと、ドクターから、「じゃぁ、脳の方を調べてみよう」とオーケーが出た私は、倒れてから3ヶ月経って、初めて脳のMRI画像を撮ってもらえたのですが…。

なんと、脳内の腫瘍が、消えていたのです！

7月に進行性の脳悪性リンパ腫の、ステージ4（最悪のコンディション）と診察されたのに、その腫瘍が消えていた。

素晴らしいニュースだけれど、あまりにも予定外で、本当に、思いもよらなかった展開で、ドクターに「奇跡だよ、素晴らしい～！」と言われても、全く実感がわかなくて、ぽお～っとドクターの言葉を聞いていた気がする。

一緒に、検査結果を聞いていた家族は喜んでいただろうけど、私はびっくりが止まらなくて、固まっていた。

「じゃぁ、もうキモセラピーしなくて、いいんですか?」と確認するのが、やっとだった。

また、あの身体にきつい抗がん剤治療に挑むには、それなりの覚悟が必要なので、自分なりに、心の準備をしていたので、もちろん、腫瘍が消えたことはすごいことなのだけれど、自分的には、キモセラピーを受けなくていいという方が、実感として分かりやすかった。

「これからも定期的にMRIを撮って、腫瘍が再発しないかをモニターするけれど、今のところ、リミッション(寛解)だから、治療は必要ないよ」とのドクターの言葉に、体が震えた。

そしてさらにドクターは、「今は、医療が進んでいるから、もっといい治療法、あなたにとって、身体の負担が少ない治療があるから、心配することはないよ。大丈夫、大丈夫。」と、念を押すように、私を安心させる言葉を続けた。

そして、私は実際、この後、なんと3年半もの間、寛解状態で、がん治療なしで、普通に生活できました。

２０１９年夏に、再発がわかった時は、脳悪性リンパ腫が、自分にどんな風に襲いかかるか、どんなに体調が悪くなるかを経験済みだったので、「再発したら、もう戦えないかも知れない」と、ずっと頭の隅で思っていたし、ウルトラ落ち込みました。

なので、精神的にかなり辛かったのですが、私はその後、また不死鳥の如く立ち上がり、再び、果敢にがんと向き合い、治療に励みました。

一旦、年末に消えた腫瘍が、２月には、再び、違う場所で発見され、またまた今年（２０２０年）２月から治療をしていますが、今回は、完全にがんとして悪さをする前、予防的な治療なので、身体はそれほど辛くないし、今、新型コロナウィルスで外出禁止令の出ているロサンゼルスで、病院に治療で通えるのは、気分転換になって、いいくらいです。

24章　親指の切断と皮膚移植

2015年、12月23日、もう、そっと押せば、ポロンと落ちて、ちぎれてしまいそうに、熟して（?）真っ黒に壊死した右手の親指の、切断手術が行われた。

それでも、日帰りの手術、入院なしって、アメリカの医療制度はすごい。帝王切開でも、1、2日の入院で、出されてしまうんだから、手の指の一本切ったくらいでは、日帰りしろ～なのだろう。

早朝に病院へ行って、手術を受け、夕方には帰宅した。でも、指は、痛い（当たり前か）。痛み止めをもらってはいるけど、やっぱり痛い。そして、もらった痛み止めは、きつくて、頭も体もクラクラだった。

スケジュールがうまく行って、クリスマスは自宅で家族と過ごせたけれど、この年のクリスマスの記憶はありません・・・。

そして年の瀬も近づいた、12月29日、再び入院。

健康保険の決まりで、年内に受ける医療行為は、年内の計算になるので、「手術するなら、年内に！」との私からの強いリクエストに応える形で、ドクターたちは年末ギリギリ、30日に（日本じゃ、考えられないよね?）、左足の太腿から、切断した左足の指の部分に皮膚を移植する手術（スキン・グラフト）をしてくれた。

そして、そのまま2週間ほど入院、年末・年始は、病院で迎えることになった。家族や友達と一緒じゃない年末・年始、一人ぼっちで過ごすのは寂しかったけど、仕方がないよね。

皮膚の移植手術をしてからの1週間は、「絶対に、左足を地につけちゃいけません。移植した皮膚に触れると、せっかく上手に移植した肌が、台無しになるから」との強い指示を受けていたので、本当に最初の1週間は、緊張して頑張った。一瞬でも、皮膚に触れる（足が床につく）と、ダメだっていうんだから、それはそれは気をつけて動いた。

そして、我慢の1週間が過ぎて、移植した皮膚がどうやらしっかりくっ付いたということで、病室をリハビリ棟に移動、そこから、また私の恐ろしいリハビリ生活が始まりました。

前年の10月に、初めてリハビリ棟に移った時は、それまで約1ヶ月、寝たきりだった状態から、まず立ち上がって、動くという行動ができるようになることからのリハビリだったけれど、今度は、歩行器を使って歩くくらい運動能力がついていたから、毎日のリハビリ・スケジュールが、すごかった。

毎日、休憩が入りながらも、4〜7回のセッションに分かれて、5時間くらいのトレーニングが行われました。朝の7時過ぎから、夕方の4時過ぎとかまで。

リハビリをしてくれるトレーナーは変わるけど、受けるのは私。もう、毎日、夕方にはボロボロでした。本当に、自分でも、毎日、毎日、よく頑張ったと思います。多分、アスリートではない私にとって、人生でいちばん運動をした日々でしょう。

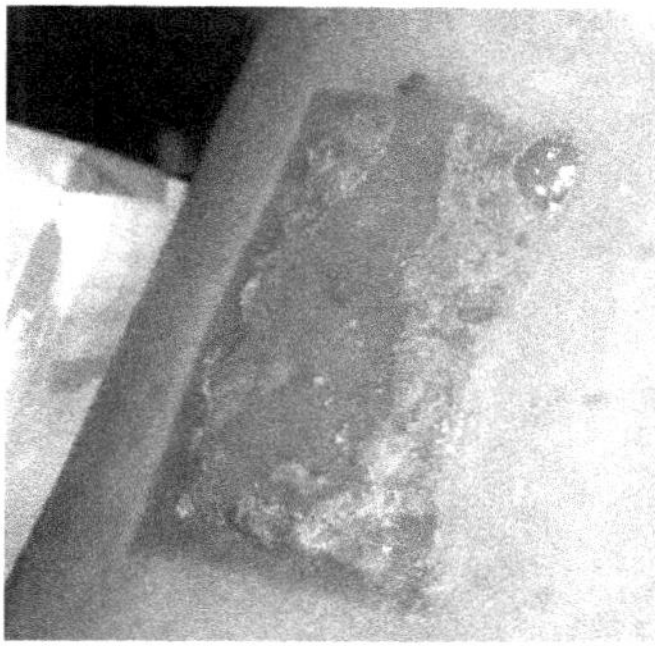

皮膚移植後２ヶ月、2016年２月

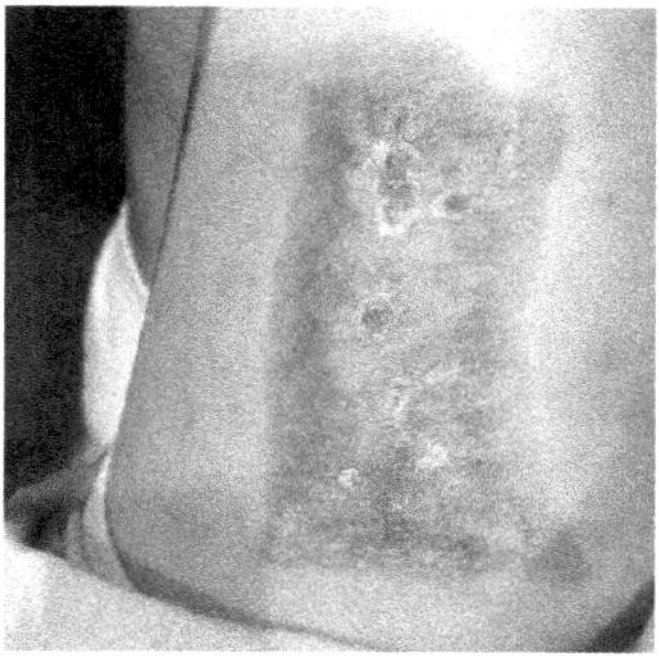

その１ヶ月後、2016年３月

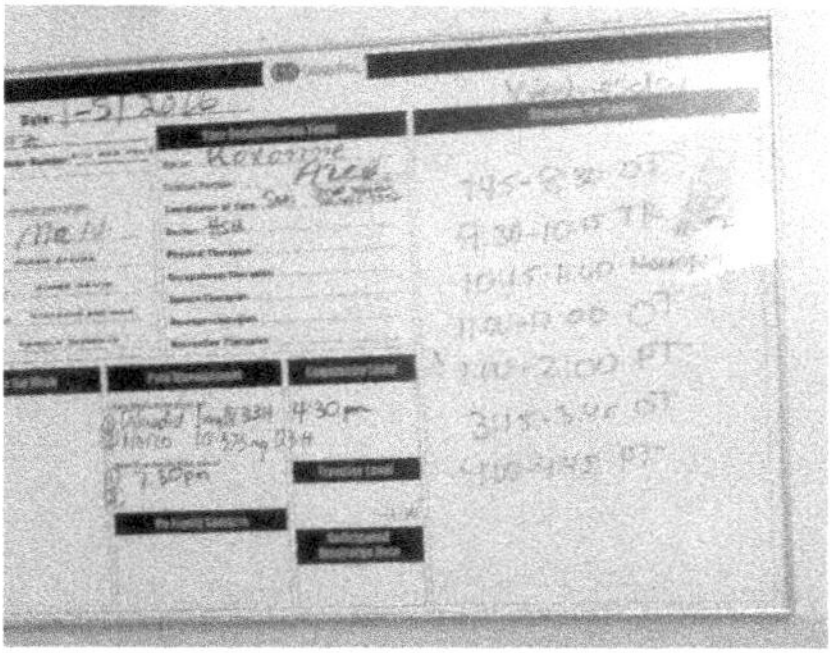

一日の、リハビリスケジュール

25章　２０１６年１月、退院

２０１６年1月15日・金曜日の午後、私はお世話になった、シーダーズ・サイナイ病院を退院した。

まだまだ、病気の再発に注意して、定期的に脳のＭＲＩを撮ったり、色々と医者のアポもあるけれど、とりあえず、目の前に、入院も手術も予定はない。週末は久しぶりに戻った自宅で、家族とゆっくり過ごせた。

そして、週明けの月曜日から、私は仕事を再開。もちろん、まだ体調を見ながらなので、ちょっと仕事をしては、横になって休む、寝るを繰り返しての作業でしたが、それでもたくさん仕事ができました。

この月曜日、まず契約更新が決まったプロジェクトの請求書２本を作ることから、仕事に入ったのですが、帰宅してすぐの1週間で、ケー・エー・ジー・タレントは13本のオーディションを取り、仕事は一本決まり、抑えも一本入った。

7ヶ月間のギャップをまったく感じさせない私のビジネス、ただビックリ！　そして、身体が不自由になっても、大好きな仕事を続けられることが、本当に嬉しかった。

足の指を切断したので、上手には歩けない。右手の親指を切断したので、ペンをちゃんと持てないから、きれいに字が書けない。左太腿は、皮膚の移植で剥ぎ取られているから、真っ赤でグジグジと痛いし、シャワーがまた一段と大変になっている。

でも、見えなくなっていた眼は見えるし、読めるし、キーボードも打てるし、かなり、普通に話すこともできる。充分だ、と、生きていることに感謝、本当に死ななくて良かった。


と、仕事部分では、手応えバッチリでの復帰だったのですが、私生活では、不便だらけ。右利きの人が、右親指を失うと、なんて不便なことか！

まず、コンピューターのマウス、マックの長方形のですが、これが、親指がないと、人差し指と薬指では、幅があり過ぎて、つかめない。上手にマウスが扱えないから、イライラするし、効率が悪い。

でも、これは、お友達が、一番小さいサイズのを見つけてきたよっとPC用のマウスですが、買ってきてくれて、これで解決。今も愛用品です。

あと、例えば、洗濯物がたためない。洗濯は、下の子が私の分もやってくれるのですが、一緒に畳んであげようとすると、親指がないから、とっても大変。服が持ち上げられない。

紙をめくるのも、一緒。掴もうとすると、親指がないから、つかめない。家族でトランプして遊ぼうと思ったら、あら大変、カードを広げて持てない。サンドイッチや、バーガーを食べるのも、親指がないと、とっても大変です。

今、退院してから4年経って、親指のない生活にも慣れたので、かなり、右手の人差し指と中指を使って、親指の代わりとして使えてますが（人間って、そういう適応性は、すごいと思う）、慣れるまでは、本当に大変でした。指一本でこんなに不便なんだから、生まれつき身体が不自由な人や、事故などで腕、足などを失った人は、どんなに大変かなと思うし、ましてやスポーツをしている人は、尊敬しかないです。

そうして、不便ながら、日常生活に復帰した私ですが、この自分の人生に於いての大事件が引き起こした出来事で、一番の良かった事は、なんと、上の子が料理を作れるようになったこと！

最初の頃は、私が作った買い物リストで、主人がマーケットに買い物に行き、上の子が、私の指示で夕ご飯を作る。色々とわからないことだらけなので、玄関とキッチンが続いている我が家で、私は外出用で、玄関に置いてある車イスをキッチンに動かして座り、目の前で調理する息子へ、アドバイス。

最初の頃は、「たった30分でできることが、なんで2時間もかかるの」とか思いましたが、あれから4年、すっかり料理上手になった息子に、私は、安心してキッチンを預けられ、一人でちゃっちゃかお料理作ってもらえます。

今は、時々、下の子を呼んで、お料理指導をして、後継を養成中（笑）。お兄ちゃんの作ったハンバーグ、生姜焼き、鳥の唐揚げなど、自分の大好きメニューが、私の作った味と変わらないので、弟も大満足で、頑張って修行中。

上の子は、今では、友達の所に行って、料理を作ってご飯を振る舞うほどです。

私は、仕事はしていましたが、食事はちゃんと毎日作る人だったので、私の身体が不自由にならなければ、子供たち、そして主人も、お料理をすることは、なかったと思います。病気は確かにネガティブなことだけど、そこから生まれた、ポジティブ。

息子には、「一生のスキルだよ、お料理上手って。よかったね、お料理覚えて」と言っております。

今は、マーケットでは、買い物カートを歩行器がわりに押して歩けるので、自分で買い物に行けます。ただ、買ったものを運ぶことはできないので、マーケットへは夫（または子供）の同伴が必要ですが、自分で必要な食材を選んで買えて、一週間のメニューを作り、それを息子に作ってもらっています。

あと、私がお皿を洗うと、割る可能性が高いという理由で（ほら、指が一本、ないから）食後の皿洗いは、私以外、主に弟か主人の仕事です。ちょっとのプラスティック製のお皿とかコップなら、私でも洗えるんだけど。

ということで、退院して4年ちょっと、それなりの日常生活のパターンが出来上がった我が家です（新型コロナウイルス・パンデミック前)。

ところで、退院してからしばらくして、保険会社の私のサイトで見たのですが、病院での医療費が、なんと4百万ドル(約4億円強)!!

この退院前の2015年から、私は3ヶ月ほど入院し、人工透析を何度も受けたり、あらゆる検査を受け、セラピスト付きでのリハビリ、手足指の切断手術と、それはそれは病院にお世話になったのですが、その医療費が、天文学的数字。

保険のおかげで、私の持ち出しは、2万ドル(約2百万円ほど)で済んだので、私的には、2百万円で4億円分の治療をしてもらえて、生き延びたんなら、全然、オッケー!

思い起こせば、保険会社とはトラブルが多かったですが、いい保険に入っていて、本当に良かったと、退院後に実感しました。

26章　4月、回復祝いのパーティ

２０１５年、秋の入院中、それは大変な思いをして、毎日、泣きながらリハビリを受けていた。

自分を励ましながら、歯を食いしばってやってたけど、本当に毎日が辛かった。でも、やらないと、身体が動かなくなる、どんどん不自由になるばかりだと、自分に言い聞かせ、毎日、頑張った。

そして、そんな風なリハビリに励んだ日々の中で、ふと「そうだ、元気になったら、色々とお世話になった人たちを招待して、大きなパーティを開こう。そして、こんなに元気になったよって、みんなに会うんだ」と思いつきました。

そして、この思いつきが、私のリハビリを頑張る、新たなモチベーションになったのです。

身体が良くなったら、元気になったら…と思える目標を掲げることができたので、それに向かって頑張ろうと、また、やる気に火をつけることができました。

リハビリをしてくれるトレーナー達や、お世話をしてくれるドクター、ナース達にも、「私、元気になったら、社会復帰パーティすることに決めたの。たくさんお友達を呼んで、お祝いするの！」と、自分がやる気満々なことをアピール。そして周りから「あぁ、じゃあ頑張ってね、いいアイデアだね」と言われ、また自分をその気にさせる。

そして、果たして、２０１６年の１月に退院して、３ヶ月後の４月、どうにか、ちょっと外で座って人と話したりできるほどに体調が改善したので、自宅マンションのリクリエーション室で、約40名の招待客を呼んでの、焼き鳥パーティを開けました。

日系レストランからのケータリングを頼んだのですが、焼き鳥火鉢セット（?）を持ち込んでもらって、プールサイドでがんがん焼いてもらって、焼き立てをみんなでいただきました。

あと、皆さんが飲み物、ケーキや、サラダ、おいなりさんなど色々と持ってきてくださったので、本当に楽しく、みんなとパーティができました。

私のリハビリ棟での担当医師の、ドクター・スーもお忙しいなか、顔を出してくださって、私の体調がいかに悪く、その中で頑張って復活したかなど、入院中の経過を短くご説明くださり、乾杯の音頭をとってくださいました。

ドクター・スーは、まだお若いのに、シーダーズ・サイナイ病院のリハビリ課のリーダーで、私のリハビリ棟入院中、ほとんど毎日回診に来てくださいました。秋に、パリに学会で行かれたときは、私にチョコレートのお土産を買ってきてくれるような、優しい先生でした。

リハビリでお世話になった、療養士のステファニーとウィルソンも来てくれて、嬉しかった。ステファニーも、よく入院中の私に、クリームパフの差し入れを持ってきてくれました。

パーティの日は、私の入院中にお見舞いに来てくれた、友人や、クライアントさん達、近所のお友達、子供達の同級生の家族など、たくさんお世話になった人たちと一堂に会えて、本当に、生きてて良かった、今日の日を迎えられて良かったと思いました。

この日を実現するために頑張った、病院でのリハビリの日々が、思い出されました。

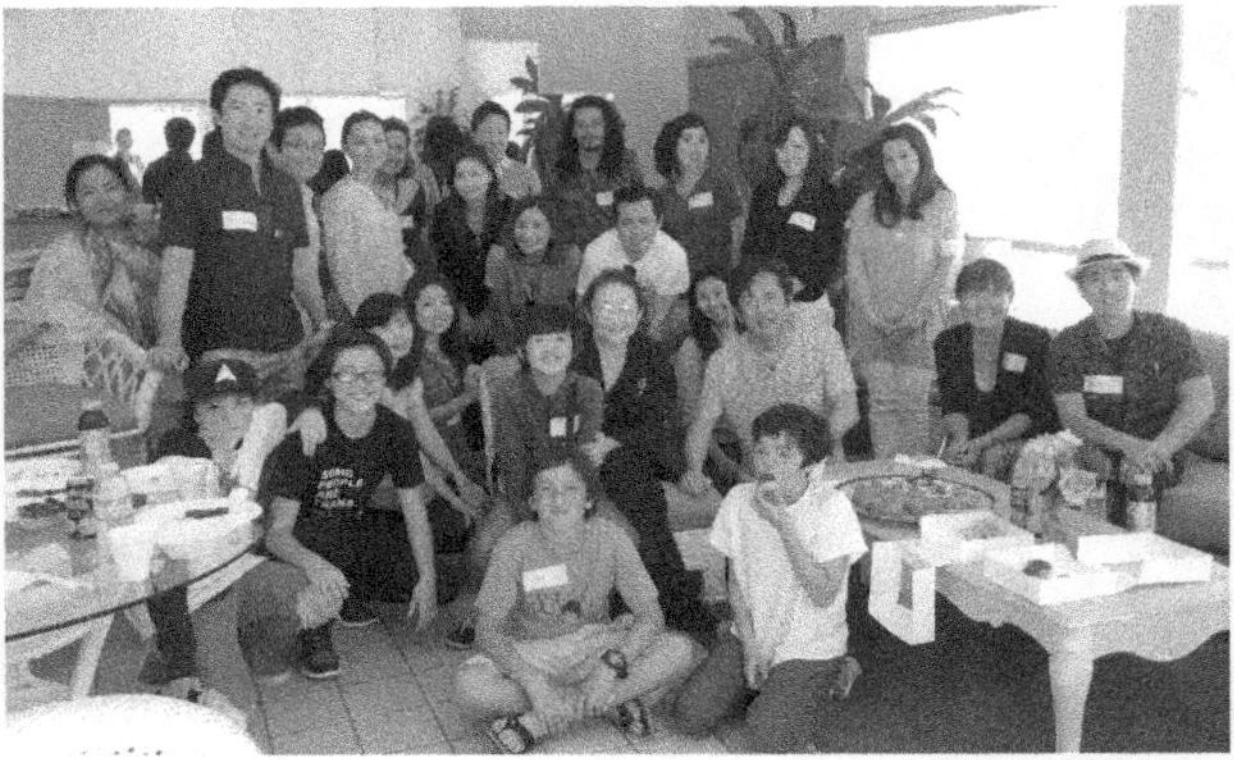

回復祝いパーティー

27章　車の運転開始

さて、1月に退院して、自宅内では歩行器を使い、自力で室内を歩くようになり、会社の仕事はデスクでコンピューターを使ってできるので、以前ほどの速度はないですが、それでもちょっとづつ、毎日仕事をしてと、新しい日常生活を始めた私ですが、一つ、乗り越えなくてはならない、壁がありました。

それが、車の運転です。

当時、下の子は小学校の5年生だったので（カリフォルニアの小学校の最高学年は5年生）地元の小学校の父母の会のメンバーさん達が、我が家をサポートしてくれるチームを作ってくださって、息子の帰宅時の、車での送りを順番にしてくださり、卒業まで本当に助かっていたのですが（朝は、主人が、送っていく）、卒業後のミドル・スクール（中学校、6～8学年の3年制）には、近所とはいえ、越境してバスで通う子も多く、知り合いはいないし、新学年だから、新しい友達もいない。

幸い、ウチから3キロほどの超ご近所なので、運転距離は短いのですが、それでも車の運転は、当時の私には、大チャレンジです。8月中旬の新学期に向けて、車を運転できるようになっておかなければ。

そして、7月4日の独立記念日の祭日、休業中のお店の空っぽの駐車場で、運転の練習を試みました。

祭日・休日にお店を閉めるところは少ないのですが、クリスマスと、感謝祭、そして独立記念日は、日本のお盆とお正月のようで、店舗を占めるところが多いのです。それを見計らって、空っぽの大型オフィス用品専門店の駐車場を選んで、練習。

車の運転を最後にしたのは、２０１５年の５月、眼内悪性リンパ腫の治療で、視力がものすごく落ちて以来で、なんと1年以上ぶり！


アクセル＋ブレーキを踏む右足は無傷なので（指の切断は、左足）自由に動かせるのですが、問題は、親指を切断した右手。どうしても、ハンドルをぐるっと掴めません。

だけど、ゆっくりなら、大丈夫、どうにかコントロールできる。

そして、駐車場を数回くるくると回って、イケると思ったので、車内でハラハラ・ドキドキしながら、小さく叫んだ家族を無視して「じゃぁ、お母さん、マーケットまで、行っちゃう！」と、本当に近所のマーケットまで、公道を通って無事到着。

もともと運転は得意だったので、案外簡単に感覚を取り戻せました。


翌日には、２キロほどの距離ですが、子供達の歯医者アポに、運転して連れて行けました。

４年たった今でも、長距離は運転しませんが、子供の学校や、簡単な買い物、銀行などは、自分で運転して行けてます。あくまでご近所ですが、ね。時たま、フリーウェイを使うときは、わぁ～お、と自分で驚きながら、運転してます（笑）

今、ハイスクールに進学した下の子ですが、ミドル・スクールの時、毎日、放課後、先生・来客用の駐車場内のハンディキャップ専用スペースで息子の帰りを待っていた私は、毎日、そこに止まって待っている私がいることを、当たり前になっているこの子を、絶対に失望させたくない、悲しませたくない、だから、絶対、死ねない、毎日、ここで迎えてあげたいと思い、涙ぐむことがありました。

3年後、とっても楽しかった、いい友達がいっぱいできたと、充実した中学生活を、成績優秀者として表彰され、ひゅうごは無事卒業。お母さんは、嬉しかったよ、誇らしかったよ。

28章　遺伝子異常発見

2017年1月、退院して一年が経過して、血液がん科（悪性リンパ腫）の専門医、シーダーズ・サイナイ病院の伝説のドクター、ナッシァー先生の元に検診に伺った。

私の顔を見るなり、「元気そうじゃないか、20歳は若返ったよ！」というので、頭の中で「え、30代♥」と思っていたら、「入院中は、リハビリも、やっとできるくらい弱ってて、80代のお婆ちゃんみたいだったからね」と。

頭の中で、「80引く20？」と思っていると、畳み掛けるように、「私の患者さんたちは、亡くなっていく人が多いけれど、時たま、あなたのように、奇跡の復活を見せる人がいる。そういうことが、私の医者としての励みになる、頑張っていこうという力になるんですよ！」と、あまりに嬉しそうに言ったので、引き算のツッコミを入れるのをやめた…。

さて、脳腫瘍も寛解して、治療を必要としなくなって一年が過ぎました。今まで、乳がん、眼内悪性リンパ腫、そして脳悪性リンパ腫と、恐ろしい病気をたくさん患ってきた私でしたが、これらのがんは、俗に言う「転移」によるものではなく、それぞれが、独立した疾患でした。

それを不思議の思ったナッシァー先生は、私に遺伝子検査を勧めました。

私は、今まで、乳がんになった時からですが、自分で「なんでがんになったの？」とは、問いかけたことがありません。だって、「なぜ」が分かっても、がんが治るわけはなく、そんな答えがないかもしれないことに疑問を持っても、無駄だと思っていたからです。

でも、ドクターの言うこと、それなりの意味があるのだろうと、遺伝子検査を受けたら、あら、遺伝子異常が見つかった！

私は、BRCA2という、遺伝子変異を持っていたのです。

『BRCA1、BRCA2とはがん抑制タンパク質を生成する遺伝子です。この遺伝子が産生するタンパク質には傷ついたDNAを修復する働きがあり、細胞の遺伝物質の安定性を確保する役割を持っています。これらの遺伝子のどちらかに変異や組み替えが生じると、このタンパク質が作られなかったり正常な機能が失われたりして、DNA損傷が適切に修復されないことがあります。そうなると、細胞はさらなる遺伝子変異を起こしやすくなり、その結果としてがんを引き起こす可能性があるのです。

BRCA1、BRCA2における特定の遺伝子変異は女性の乳がんと卵巣がんのリスクを特に著しく高め、さらにその他のタイプのがんのリスク増加とも関連しています。遺伝的にBRCA1、2に変異のある人は、ない人と比較して若い年代で乳がんおよび卵巣がんを発症する傾向にあります。

BRCA1またはBRCA2変異は両親のどちらかから受け継ぐことが考えられます。いずれかの遺伝子に変異のある親から生まれた子供には、50％の確率（2回に1回の確率）でその変異を受け継ぐ可能性があります。ＢＲＣＡ１、ＢＲＣＡ２遺伝子に変異がある場合、二本鎖のもう片方の遺伝子が正常であっても、変異の影響を受けます』出典：米国国立がん研究所（ＮＣＩ）ファクトシート

そして、なるほど、私はがんになりやすかったはずだと、なんとなく納得。でも、それが分かったことで、病気が治るわけでもなく、がんになりやすい理由が分かっただけ。

ただ、50％の確率で子供に遺伝すると聞いて、6月、じゅのが18歳になるのを待って、じゅのの検査をしてもらうことにしました。

そうしたら、残念なことに、じゅのにもＢＲＣＡ２の遺伝子異常がありました。ものすごい確率で、乳がんになります。ただ、ここで、私たち家族のユニークな状況が、素敵な結果に繋がっていくのです。

書いたように、じゅのは女の子に生まれましたが、トランスジェンダーの男性です。女の子に、娘に「乳がんの可能性が高いから、いつか、おっぱいを切り取らなくなくちゃいけないよ」なんて、母としては言えない（涙）。思っただけで、恐ろしい。でも、じゅのは、自分の胸が大嫌い。早くトップサージェリーという、胸の切除手術がしたくて仕方がない。

そして、アメリカにおいて、ＢＲＣＡ２を持っていることが証明されていれば、胸の切除手術には、保険が適用される。で、この手術をすれば、99％くらい、乳がんになるリスクがなくなる。

この状況は、私たちが思ってもいなかった展開で、じゅのは、やりたかった胸の切除手術ができる、保険が効く、将来の乳がんのリスクがほとんどなくなる、と、ＢＲＣＡ２があるという、一見不幸な状況の中、私たちにとっては、ポジティブで、良いことがたくさん転がり込んできたと思っています。

こう言った、遺伝子異常を持って生まれたのも運命、戦っていくのが私の人生。素直に受け止めて、その状況の中でのベストを目指したい。

29章　卵巣、子宮、卵管、子宮頸部切除

年の初めに、自分に遺伝子異常があり、乳がんのほか、卵巣がんになりやすいなどが分かったので、もう子供がいらない私は、２０１７年の夏、生殖器を切除して、がんにならない予防手術を受けることにしました。

ドクターからも勧められたし、第一、私には、臓器を温存してがんのリスクを負うよりも、臓器を取ってしまう方が、安心だったからです。

特に卵巣がんは、わかりにくく、治療が難しいと聞いていたので、先手必勝、がんになる前に、取ってしまおうというわけです。それで、ついでに、もう必要がなくなった臓器なども切除して、なるべくがんにならないようにと、準備しました。

そして、子供たちが夏休みになるのを待って、６月、卵巣、子宮、卵管、そして子宮頸部を取り除く手術を受けました。それでも、入院は、１日。もうちょっと、入院したかったのが本音ですが、１日で問題なく、返されました。

当時、ちょっと体重オーバーだった私は、密かに今回の手術で「体重、減るかな？」と期待していたのですが、取った臓器は、ちっちゃくて、体重に変化なしってのが、残念でした。

この時の手術は、がんになった臓器を切除するのではなく、なんの問題もない臓器を取るだけだったので、スムーズで、とってもあっさり、簡単に終わったような記憶があります。お腹に、いくつか小さい穴を開けて取れちゃうんですから、医学の進歩はすごいです。

そしてこの年の秋、じゅのは、乳がん予防で、乳房切除術を受け、ずっと楽しみにしていた「平たい胸」をゲット、とても嬉しそうでした。

親子で別々に入院したわけですが、お互いに将来の健康のために行ったことで、このタイミングで手術を受けられて、本当に良かったと思いました。

トランスジェンダーの男性として生きるのには大切な平たい胸、それを得て、ハッピーな息子。これで、乳がんになる可能性は1％以下、で、保険が効いて、とってもラッキ～！

私は、やっと久しぶりに、しばらくがんにならないな、ちょっと安心しても良いかな、と思えるようになりました。

そうして、本当に幸せなことに、寛解状態で、楽しい日々が、このあと2年ほども続いたのです。

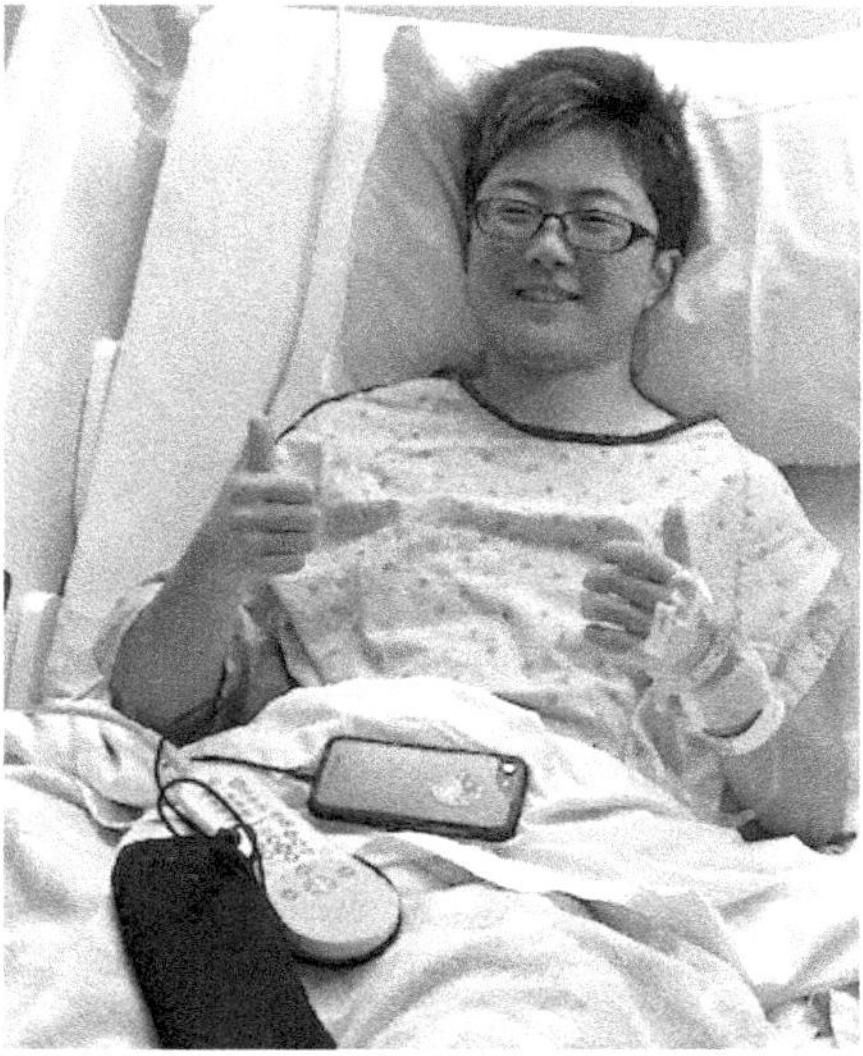

手術成功、おめでとう、じゅの！

30章　2019年、脳悪性リンパ腫 再発

２０１６年初めに退院してきてからは、最初は、２ヶ月に一回、脳のＭＲＩ画像を撮り、脳悪性リンパ腫が再発していないかを検査していたのだけれど、ずっと、脳腫瘍は、影を潜めていたので、２０１７年になって、この定期検診は、３ヶ月に一回に減って、２０１８年の半ばには、４ヶ月に一回でいいとドクターに言われ、嬉しかったのを覚えています。

そして、もう脳悪性リンパ腫は、再発することなく、無事に時は過ぎていたのですが、２０１９年８月の検査で、影が見つかりました。

この頃は、実は私、気分が優れなくて、なんとなくブルーな日々を送っていまして、２０１５年の初夏、一番最初に脳悪性リンパ腫だった時のように、気怠さが抜けず、ちょっと不調だったのです。

そして大当たりというか、「再発」。

長いこと寛解だったから、そのショックは大きくて、脳悪性リンパ腫が、自分にどんなことをするか（身体が不随になる、歩けない、喋れない、など）すでに経験済みで分かっていたので、もう恐ろしくて、恐ろしくて。

友達に「再発しちゃった（涙）」というと、みんな明るく、ほとんど笑顔で「キャズなら、大丈夫だよ、また治せるって！」と、皆さん、能天気に答えてくれる。本当に、心の中で、（It's easy for you to say.

あなたが、そう言うのは簡単よね）と、ムカついていたものです。

確かに、私は、また戦うかもしれない。でも、そんなにあっさり「大丈夫、大丈夫」と笑って激励されちゃうと、「私、マジでびびってるんですけど…。そんな簡単に、大丈夫とか言わないで」というのが、本音でした。

そして、また点滴によるキモセラピーを3週間おきに6回（5ヶ月ほど）受けることになりました。このキモセラピーを受けるにあたって、ステロイド錠を飲まなくてはで、この薬が、私の神経に触る。切れやすくなるというか、英語でムード・スウィングと言うのですが、気分がコロコロ変わって、いきなり機嫌が悪くなったり、周りに当たったりしちゃう。

ちょっと私の心のケアを心配した担当医に、精神科のドクターにカウセリングに行くように勧められ、上の息子と行ったのですが、このカウンセラーに会う頃には、私は自力で鬱から這い出していたので、カウンセラーの先生も、「薬なんかは、必要ないですね」と言うことで、ノー・プロブレム（問題無い）。

ちょうど9月1日が誕生日だったので、友達やクライアントさんを呼んで、私を励ます会（誕生日会）を開きました。

そして、ラッキーだったのは、保険会社からの承認待ちで受けられていなかったキモセラピーが、誕生日の数日前に、一回目が受けられて、パーティの時には、気分スッキリ、薬が効いて、ご機嫌で過ごせたことです。

そして、たくさんの仲間に励まされて始まった治療。３週間に一度とは言え、毎回6時間くらい病院にいるので、治療の日は、病院のベッドで仕事をしながら、点滴を受けてました。

今回の治療は、ドクターが、前よりずっと楽だよとおっしゃってましたが、私が過去に受けたキモセラピーよりは、ずっと身体の負担の軽く、髪の毛はたくさん抜けるけど、剥げるほどは抜けないし、体中が痛くなったりしないので、本当に医学の進歩は素晴らしい…。

そして12月、6回のサイクルを完了して、ＭＲＩ画像を撮ったら、きゃぁ、腫瘍が消えてた！

どうやら、私の身体は、薬剤にうまく反応したらしく、とって良い結果が出たと、ドクターもご満足。

治療が完了して、病院通いは無くなったのですが、ドクターが「2月にもＭＲＩを撮って、確認ね」と言うことで、今年になって2月、ＭＲＩ画像を撮ってきたら！

前回とは違う場所、２０１５年に腫瘍ができたあたりに、また影が。そして、ドクターは、新しい治療計画を立てられました。

今度は、治療をしながら、腫瘍の大きさが変わるのを見るからと、何回、または、いつまで治療が続くか、不明、ちょっと出口が見えない治療スケジュールとなりました。

ただ、いつまで、何回かは未定ですが、今回は3週間に一度の点滴によるキモセラピーのほか、腰椎穿刺（脊髄に針を刺して、薬を注入する）と言う、ウルトラ痛い治療を受けなくちゃなりません。

それも、週に2回とか！「君には、遠慮がちな治療じゃなくて、アグレッシブに対処したいから」って、ドクター、腰椎穿刺って、むちゃくちゃ痛いんですけど？


果たして私は、3週間に一度の点滴キモがある週は、月曜日に腰椎穿刺、水曜日に点滴、金曜日にまた腰椎穿刺と言う、涙なしには語れないスケジュールをこなすことになりました。


腰椎穿刺は、施行の2時間前に病院へ行ってチェックイン、でも、その前に血液検査を受けるので、2時間半前には病院に行っていて、腰椎穿刺（それ自体にかかる時間は1時間弱）。

された後は、最低2時間、背中をひらべったい状態で寝てなくちゃいけないので、これまた病院でかかる時間が6時間くらい。

3月下旬から、新型コロナウイルスの蔓延で、仕事が止まっているので、私のキモセラピーを受けるにあたっては、仕事がなくて助かったのですが、それでも、この治療にかかる時間、半端じゃないでしょう。

3月に撮ったMRI画像では、いったん腫瘍が消えて、出口が見えるかなぁと思いきや、4月のMRI画像では、ちっちゃい影が再発。もう、一喜一憂をするの、やめました。

遺伝子異常のBRCA2もってるんだから、がんになりやすい。だから、がんが再発したら、対処する。いったん消えても、また再発する恐れがあるから、寛解だ～と、ぬか喜びしない。

がんは、私の持病だと思って、ゆっくり、気長に付き合っていこうと思う。

だから、「また再発したら、どうしよう」とは、不安にはならない。「いつでもおいで、また戦うよ」と構えています。

だって、私は、サバイバー（生存者）だから。

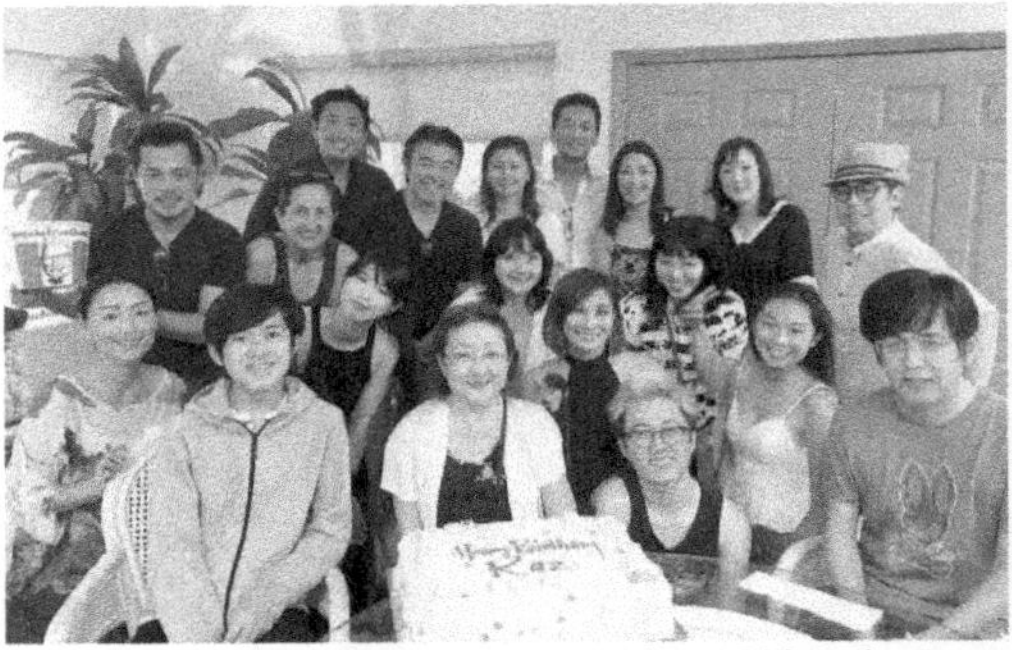

激励会＋お誕生日パーティー

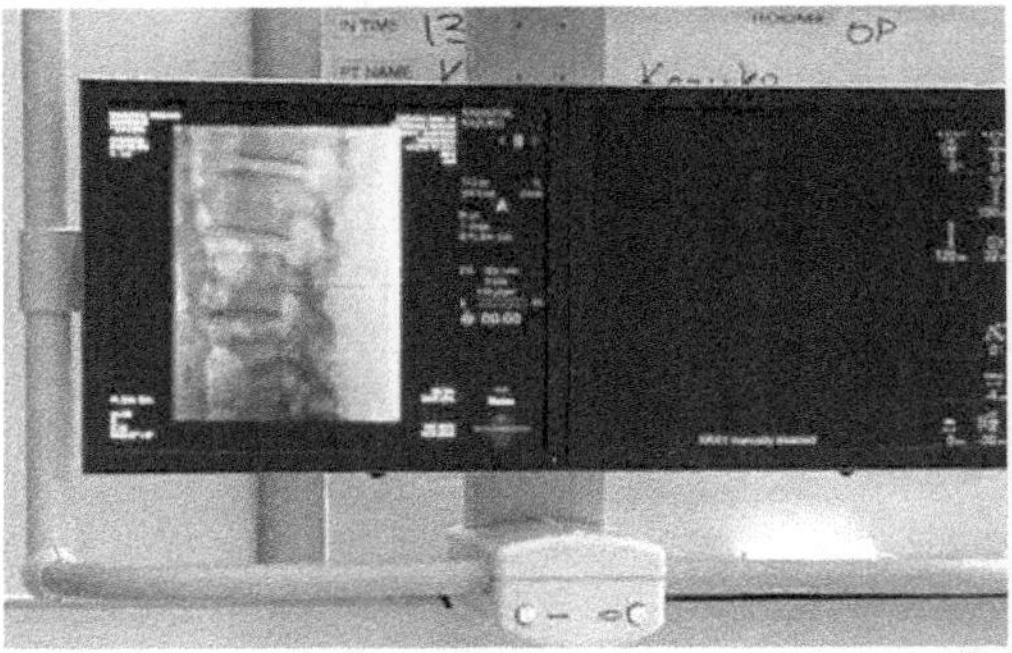

腰椎穿刺 で、針が背骨に刺さっています

それから・あとがき

2020年、コロナ禍で3月下旬よりすっかり仕事が止まった私は、4月からこの本の日本語版の執筆を始め、5月末には脱稿。

「英語版も出したいなぁ、でも、私、翻訳は大嫌い」と思っていたのですが（通訳者は、大抵翻訳が嫌いです）誰かに訳してもらって、感覚が違うとか、不満を感じるのは嫌だなぁ、など考え、自分でできるんなら、するのが一番と、しばらく自分の中で葛藤しながら決めました。

けれども、翻訳にかかろうと思っていた夏頃、体調が突然悪化しはじめて、翻訳どころでは、なくなってしまいました。

6ヶ月間の腰椎穿刺と点滴によるキモセラピーを終えて、幸い背骨の中の癌細胞は消え、ドクターは新しい抗がん剤を処方してくれていたのですが、この新しい薬、レブリミド（Ｒｅｖｌｉｍｉｄ）が、どうも私には、合わない。

「身体がとても辛いんです」と、薬の変更を願い出たけれど、「あと一ヶ月、薬の量を減らすから、頑張ってみよう」と、投薬が続いていました。

でも8月には、ほとんど喋れない、手が震えて使えないなどの症状が出ていて、誰が見ても「どっか変」だと思うほどになっていました。

そして撮った脳ＭＲＩ。頭の中が、腫瘍だらけでした。

４年前に退院して以来の最悪のコンディションでしたが、すぐにドクターが新しい抗がん剤を処方してくれました。今度の薬は、イブルビカ（Ｉｍｂｒｕｖｉｃａ）という薬で、５６０㎎の錠剤です。

これを１日１回飲むだけなので、患者としては病院まで行かずで、楽なのですが、２週間ごとに血液検査を受けて、身体に影響がないかを調べなくてはなりません。

年末には薬が効いて、脳内の腫瘍は消えていたのですが、この薬の副作用で、いつも疲れていた私は、「来年、１月過ぎれば、投薬がきっと終わるから、そうしたら、スッキリして、翻訳を頑張ろう」と思っていました。


そして年が明けて２０２１年。私の「今年の決意」は、この本を出版させること。

でも、終わると思っていた抗がん剤を、「多分、ずっと続けてもらう」とドクターに告げられ、固まりました。

だけど、固まっていても何も始まらない。

幸い、抗癌剤が効いて、今は人間としての機能が使える。眼が見えるし、ミスは多くても、タイプもゆっくりなら、打てる。

なので、私は1月から翻訳に着手して、2月には、翻訳を完了。

去年の夏頃から戻ってきた会社の仕事をしながらだから、大変だったけど、頑張りました。急がないと、いつまた体調が悪化するか、分からないからです。

2月の初め、血液検査で、白血球値が異常に下がり、緊急入院などもあり、1ヶ月ほど抗がん剤治療がお休みになりましたが、3月から、投与量を420mgに減らして再開しました。

ということで、今も抗がん剤治療中。今、こうして書き上がった自分の闘病記を読み返してみて、本当に、書く機会、時間ができてよかったと思っています。

私の、ガンとの戦いの記録、サバイバーたる生き方を、書き残しておけたことを感謝します。

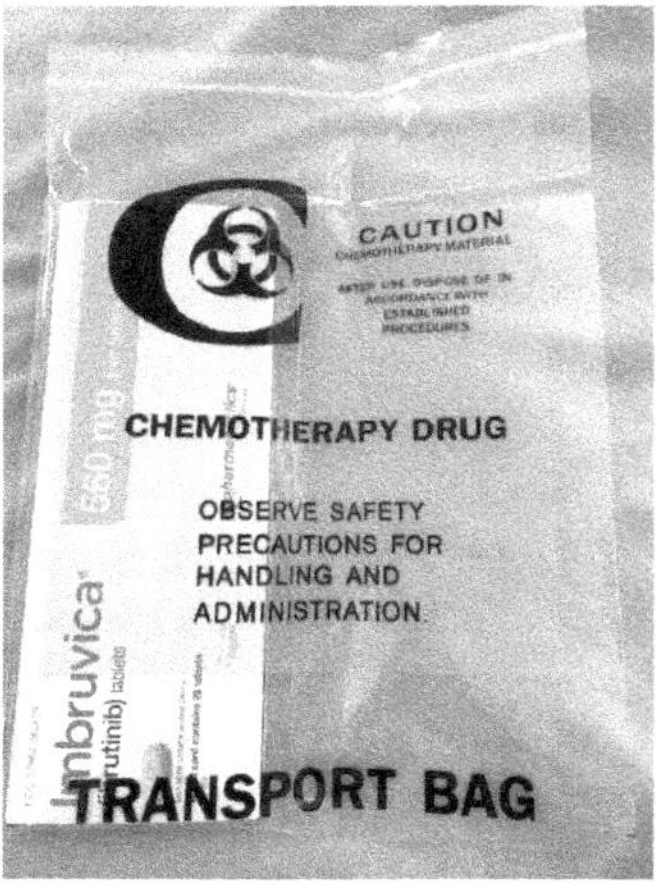

Imbruvica 今、服用中の抗癌剤

自宅の屋上にて。太平洋と抜けるような青空をバックに、遠くに見えるパームツリーがカリフォルニアっぽい

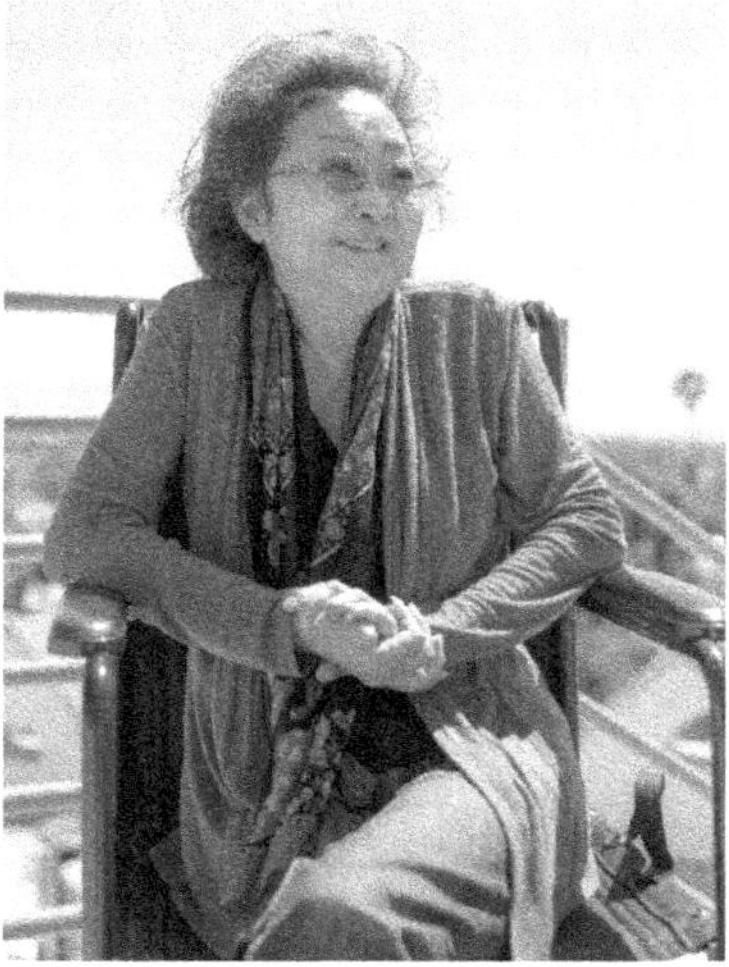

キャズ・カワゾエ

1977年単身渡米し、フリントリッジ聖心学園に高校留学。

1984年ヨーロッパ、アジアでボーカルグループ、Daisy Chainの、歌手／作詞家として"No Time To Stop Believing In Love"でデビュー。

その後、この曲をきっかけに、日本のTV局からオファーを受け、一時帰国。全国ネットの番組にレギュラー出演し、ミュージシャン、作詞家、音楽ジャーナリストとして活躍。1989年、再び渡米。

その後は ロサンゼルスで録音・日本で放送という、日本向け番組のラジオDJをしながら連載コラムを持ち、13冊の本を出版するなど、日本での執筆業のほか、アメリカでは医科・理科系専門のA級技術通訳として活動。2006年、タレントマネージメント会社、KAZ Talent Servicesを起業、ロサンゼルスを中心に、世界中で放送されるテレビ＋誌面媒体の広告制作に関わっている。ロサンゼルス在住。

創価女子中学校（現・関西創価）一期生。
南カリフォルニア大学（USC）文理芸術学部卒。
全米作詞作曲家協会会員。
日本音楽著作権協会準会員。

http://kazkawazoe.com

サバイバー、がんと共に生きる
SURVIVOR: LIVING WITH CANCER
by Kaz Kawazoe

AMESIAN BOOKS
2535 W. 237th St., Unit 106
Torrance, CA 90505
amesianbooks.com

AMESIAN BOOKS is a division of Wanann, Inc.

Publisher: Kyoichi Ichimura

Director: Kyoichi Ichimura
DTP: Megumi Tamura
Sales and distribution: Risa Akashi

ISBN 978-1-945352-13-3(PB)　ISBN 978-1-945352-14-0(EB)

10 9 8 7 6 5 4 3 2 1

First edition, 2021

Amesian Books
WANANN, Inc.